Dr. med A.H.Barth

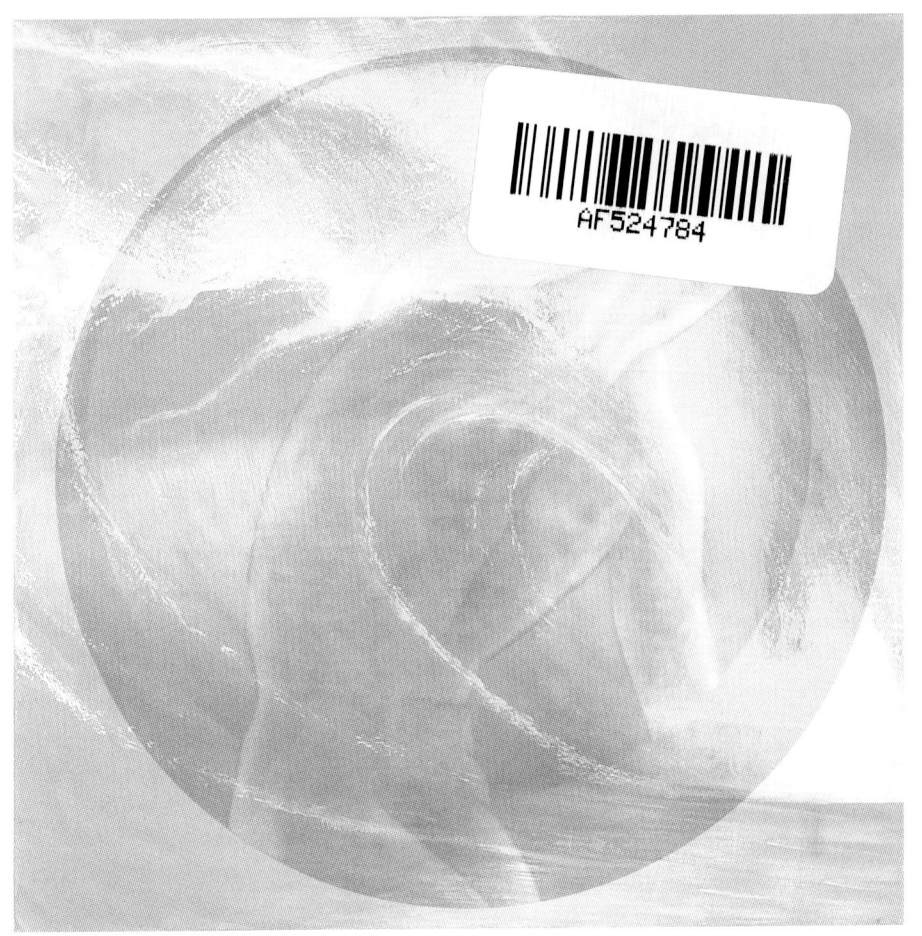

Lymphologische Ganzheitstherapie

in Frage und Antwort

POTAMOS® VERLAG

Bugginger Straße 19, 79379 Britzingen
Telefon +49 7631 937050; Fax +49 7631 937092

Layout, Satz und Umschlaggestaltung: nr.1 design J. Schulte
Lektorat: textpressis verbis Marianne Schütz, 76829 Landau

ISBN: 978-3-9811851-2-6

Hinweis

Das Buch ist kein Anwender-Handbuch. Es ist die Darlegung einer neuen medizinischen Grundlage für ein neues Verständnis von Gesundheit und Symptomentstehung bzw. Krankheit. Es ist somit verfasst für alle diejenigen, vorwiegend in Heilberufen Tätigen, die sich von diesem Thema angesprochen fühlen

Neu auftretende Symptome und andersartige Verläufe sind aus der Natur der Sache zu erwarten.

Zur Selbstanwendung ist das Thema nicht geeignet. Jedwede Verantwortung für Zuwiderhandelnde wird nicht übernommen.

Inhalt

Vorwort von Christian Thalmaier

Es gab, soweit ich sehe, drei Gründe für dieses Buch. Und es gibt mindestens ebenso viele Gründe, es zu lesen. Zunächst zu den näheren Umständen der Entstehung dieses Frage-Antwort-Buches:

Herr Dr. Barth war bereits einige Jahren mein Klient (ich bin Rechtsanwalt), als ich bemerkte, dass ich unversehens auch sein Patient geworden war, ohne ihn je förmlich konsultiert zu haben. Denn immer am Ende unserer Beratungssitzungen kamen wir zwanglos auf medizinische Fragen zu sprechen, welche meist indirekt meinen Gesundheitszustand oder den mir nahestehender Personen betrafen. Was Herr Dr. Barth mir in diesen informellen und meist außerordentlich anregenden Gesprächen an medizinischen Einsichten, Zusammenhängen und Perspektiven eröffnete, veranlasste mich schließlich, ihn wegen einer chronischen Erkrankung zu konsultieren, die seit fast fünfzehn Jahren immer wieder mein Wohlbefinden empfindlich störte. Durch viele Gespräche mit Herrn Dr. Barth eingestimmt, war ich kaum erstaunt über die Knappheit seines Therapievorschlages: keine Tiermilch, regelmäßig Basenpulver und viel Bewegung, unter Umständen eine ergänzende Bauchbehandlung der Lymphe, mittelfristig basenreiche Ernährung. Um es kurz zu machen: Ich hielt mich an diese Empfehlungen, war innerhalb von sechs Wochen beschwerdefrei und bin es bis heute geblieben. Seither dränge ich Herrn Dr. Barth, ein Buch zu schreiben, damit jeder interessierte ‚Heilberufler' nachlesen kann, was seine Praxis bereichern könnte und was ich als medizinischer Laie im direkten Gespräch lernen und erfahren durfte.

Und das war wohl der anfängliche Grund für das Entstehen dieses Buches.

Da sich aber in einer typischen Arbeitswoche von Herrn Dr. Barth mit seiner ärztlichen Praxis in Britzingen, seiner Lehr- und Ausbildungstätigkeit und den vielen Vortragsreisen kaum noch Platz für irgendetwas anderes fand, reifte die Idee, ein Interviewbuch zu machen und so sein Zeitbudget zu entlasten. Diese Idee lag auch deshalb nahe, weil ein ganz wesentliches Element der Barth'schen Heilpraxis ohnehin darin besteht, das, was er tut, ständig selbst zu kommentieren und erzählend zu begleiten, sodass man seine Praxis nicht nur wahrscheinlich gesünder, sondern immer auch klüger verlässt. Es galt also, seine lebendige Rede auf- und abzufangen und nach Möglichkeit ohne weitere Mitwirkung von Herrn Dr. Barth zu Papier zu bringen. Das war der zweite Grund für ein Buch, wie Sie es nun in Händen halten, das Frage-Antwort-Buch eines Patienten mit Tonbandgerät.

Der dritte Grund war, dass Mitarbeiter und vor allem Rosemarie Holzer, die Leiterin des POTAMOS® ACIDOSECENTRUMS, in dem halben Jahr, in dem die Interviews entstanden und redigiert wurden, Herrn Dr. Barth den Rücken frei hielten, wo immer das möglich war. Denn die Vorbereitung der Interviews, die Transkription der Bänder, die Auswahl und Überarbeitung der Texte und die Anhänge beanspruchten dann doch Herrn Dr. Barth mehr, als wir uns das vorher hatten eingestehen wollen.

Warum dieses Buch von allen gelesen werden sollte, die von Berufs wegen heilen oder Heilung in irgendeiner Weise fördern oder begleiten, möchte ich in fünf Thesen zusammenfassen:

- Das Buch öffnet auf eindringliche Weise den Blick für einen in Diagnose und Therapie vieler Krankheiten vernachlässigten Aspekt – den „besonderen Saft“ Lymphe.
- Das Buch ist kurzweilig.
- Das Buch unterscheidet sich von den meisten wissenschaftlichen und pseudowissenschaftlichen Werken dadurch, dass der Autor außerordentlich großzügig Einwände zulässt und sich den kritischen Fragen des Interviewers stellt. Das macht das Buch spannend.
- Auch dort, wo Fragen offen bleiben, macht das Buch Hoffnung, dass es neben dem bloßen Haufenwissen der Medizin noch so etwas wie eine systematische, achtsame und denkende Medizin geben kann.
- Das Buch bietet intensive und vielfältige Aufklärung und kann daher dem Arzt, dem Heilpraktiker oder anderen Angehörigen von Heilberufen dabei helfen, die eigene Berufspraxis besser zu verstehen und vielleicht neu auszurichten.

In diesem Sinne wünsche ich allen Lesern Anregung, neue Perspektiven und, nicht zuletzt, viel Vergnügen.

Herrn Dr. Barth aber wünsche ich vor allem ausreichend Zeit für eine offene Zukunft als Arzt, Lehrer und Autor weiterer Bücher, auf die nicht nur ich gespannt bin.

Freiburg im Breisgau, im Februar 2008

Einführung

Verehrte Leserin, verehrter Leser,

Sie interessieren sich vermutlich schon deshalb für das Thema Lymphe, weil es in der Literatur im Allgemeinen so stiefmütterlich behandelt wird, und vielleicht haben Sie selbst Probleme mit der Lymphe oder vermuten solche oder Sie haben einen Angehörigen, Patienten, Bekannten, bei dem Sie solche Probleme vermuten.

Ich kann Ihnen versprechen, dass Sie viel Neues über die Lymphe erfahren, das sehr einsichtig ist, aber der bisherigen Lehrmeinung widerspricht.

Nicht ich als Mediziner, sondern der von mir hochgeschätzte Interviewer und im philosophischen Denken beheimatete Rechtsanwalt Christian Thalmaier hatte die prächtige Idee, diese neue Form und Denkweise der Lymphologie in eher unorthodoxer Form zu Papier zu bringen. Von Anfang an war ich begeistert von diesem Unterfangen. Besonders erfreulich aber ist, dass das Thema aufgrund der scharfsinnigen Fragen dieses medizinischen Laien und begeisterten Patienten eine vertiefende Dimension bekommen hat, die mit der bloßen Darstellung von Krankheiten, Krankheitsverläufen und der klinischen Systematik etc. nicht erreicht werden könnte.

Dieses Buch ist ein Resultat von vielen Jahren intensiver Betätigung und Umsetzung der lymphologischen Erkenntnisse am Patienten und des täglichen Kampfes gegen so genannte unheilbare Krankheiten, der langjährigen vielschichtigen Diskussion im engeren Kreise mit Freunden, mit Herrn Thalmaier und insbesondere auch mit Frau Rosemarie Holzer, der ebenfalls begeisterten Mitwirkung unserer ersten ausgebildeten Lgb-Therapeuten und der kritischen Fragen der in Ausbildung befindlichen Säure-Fasten Praktiker.

Diesen allen gilt mein besonderer Dank. Mögen sie als Pioniere dieser im Aufbau begriffenen Forschung und therapeutischen Methode wirken, für einen Wandel in der Medizin, der nach den jetzigen Kenntnissen einen Quantensprung für die Patienten und ihr Leiden, für die Mediziner und ihren Apparat und nicht zuletzt auch für uns alle, für unser Wohlbefinden und unsere Einstellung zum Leben bedeuten dürfte.

Ich wünsche Ihnen viel Freude beim Lesen und würde mich über konstruktive Kritik freuen.

Britzingen, im Februar 2008
Dr. med. A.H. Barth

Interview Teil I

Zur Person - Berufspläne

Zunächst ist es sicherlich von allgemeinem Interesse, wenn Sie, sehr verehrter Herr Dr. Barth, uns ein paar Erläuterungen zu Ihrem beruflichen Werdegang geben. Konkret gefragt: Wie kommt man von der Schulmedizin über die Tropenmedizin und die Homöopathie zur Lymphmedizin?

Dies ist eine Frage, die mir schon oft gestellt wurde und die ich mir auch durchaus selbst gestellt habe.

Im Grunde haben mich schon sehr früh, schon während der Schulzeit und später im Studium, zwei Grundfragen bewegt: Wer bin ich als Person und was ist das - mein Körper?

Diese zwei Grundfragen haben zu meinem ersten Berufswunsch Pfarrer geführt, welcher im Laufe der Gymnasialzeit wieder verflogen ist und vorübergehend eine gewisse Unsicherheit hinterließ. Während mein Interesse ursprünglich mehr den geistigen Aspekten der Frage galt, rückte während der Pubertät das Körperliche in den Vordergrund. Vor dem Abitur stand fest, dass ich Arzt werden wollte.

Das Studium der Medizin ermöglichte mir dann sowohl das, was man gemeinhin die „Selbstfindung“ nennt, als auch den Einstieg in einen Beruf, der - wie ich heute sehe - zu meiner Berufung wurde. An die Assistenzarztzeit in den Bereichen Chirurgie, Innere Medizin, Gynäkologie und Geburtshilfe schloss sich ein dreijähriger Afrikaaufenthalt an, der mich wiederholt körperlich und geistig

außerordentlich forderte.
In Afrika, wo immer irgendetwas fehlte, was nach hiesigen Maßstäben gerade dringend gebraucht wurde - Instrumente, Arzneimittel, gut ausgebildete Hilfskräfte - stellte sich mir eine Frage mit aller Deutlichkeit, die für meine medizinische Arbeit bis heute handlungsleitend wurde: Warum hat uns unser Schöpfer so unvollkommen erschaffen, dass wir - um gesund zu bleiben - ständig Geräte, eine Pharmaindustrie und einen gewaltigen technisch-ökonomischen Apparat benötigen? Idealiter müsste man doch aus der Schöpfung heraus sagen können: Wir brauchen nichts anderes als unseren Kopf – also Vernunft und Gefühl – und unsere Hand, um Gesundheit zu schaffen und/oder zu erhalten.

Diese Frage beschäftigt mich bis heute intensiv. Nach der Rückkehr aus Afrika begab ich mich auf allen möglichen Ebenen auf die Suche, zuerst natürlich auf dem weiten Terrain der Schulmedizin. Dort stieß ich freilich schnell an Grenzen und musste feststellen, dass mit der heutigen Schulmedizin Gesundheit nicht, jedenfalls nicht systematisch verstehbar und erreichbar ist.

Erlauben Sie mir hier eine Zwischenfrage. Die Kritik an der Schulmedizin ist seit den 60er-Jahren ja durchaus populär geworden. Allerdings scheint mir diese Kritik zuweilen wenig fundiert zu sein. Wo sehen Sie die Defizite und Grenzen der Schulmedizin?

Die Schulmedizin, die sich heute als nicht systematisches und auch gar nicht mehr systematisierbares „Haufenwissen" präsentiert, hat es im Grunde aufgegeben, Gesundheit zu verstehen und Gesundheit als Ziel anzustreben. Stattdessen versucht man, im Akutbereich Symptome abzustellen, was immer zu einer Verschiebung in die Chronizität führt, und die chronischen Krankheitszustände dann möglichst lange stabil zu halten und als solche zu kontrollieren - aber eben nicht zu überwinden. So viel für den Augenblick, im Laufe des Gesprächs werden wir noch auf spezifische Aspekte der Frage zurückkommen.

Ich denke, das sollten wir unbedingt. Trotzdem wäre es vielleicht hilfreich, wenn Sie schon jetzt ein paar Stichworte zum Thema „Komplementärmedizin" geben könnten. Denn wenn ich Ihre medizinische Theorie und Praxis richtig verstehe, nehmen Sie ja auch innerhalb des „weiten Feldes" der Komplementärmedizin eine Sonderstellung ein.

Die Naturheilkunde ist im Großen und Ganzen weiter und offener als die Schulmedizin, weil sie jedenfalls um einen Begriff von Krankheit, Gesundheit und kausaler Heilung ernsthaft bemüht ist. Ich will hier einmal die Chirurgie, ein paar Spezialgebiete der Schulmedizin und weite Bereiche der Notfallmedizin dort, wo sie ihre Berechtigung haben, ausklammern.

Beachtenswerte Erfolge der Komplementärmedizin sehe ich insbesondere in der Homöopathie und der Traditionellen Chinesischen Medizin (TCM), auch im Bereich anderer naturheilkundlicher Methoden.

Es gibt aber Hinweise, dass auch die Medizin jenseits der Schulmedizin das Thema Gesundheit nicht fundamental und systematisch angeht. Nach den Grundsätzen der LGB ist es nämlich innerhalb bestimmter Grenzen tatsächlich möglich, gesund zu werden und bis zum „natürlichen" Tode gesund zu bleiben.

Wir können tatsächlich unsere Gesundheit erhalten und Krankheit auflösen, wenn wir „unseren Kopf“ und unsere Hände einsetzen - mit den Händen sozusagen am Körper arbeiten, auch die Stoffe sammeln, die für die Gesundheit notwendig sind, und unsere Lebensweise unserem menschlichen Körper gerecht gestalten. Das heißt, beide – Kopf und Hand – sind notwendig für unsere Gesundheit, sowohl um sie zu erhalten als auch, um sie wiederzuerlangen.

Wir haben nun zwar das Feld Ihrer beruflichen Biografie unversehens verlassen, erlauben Sie mir aber trotzdem noch eine letzte Zwischenfrage: Welches sind diese Grenzen? Wie weit reicht die Lymphmedizin, wie Sie sie vertreten? Wann überweisen Sie an den Kollegen Facharzt?

Lassen Sie mich Ihre letzte Frage pragmatisch beantworten. Ich überweise die Patienten in folgenden Fällen an Kollegen:

1. für Diagnostik, häufig zur Erfassung von Veränderungen/Symptomen als Klärung der Ausgangssituation bzw. Kontrolle des Heilungsverlaufs;
2. In bestimmten Notfall- und Akutsituationen wie lebensbedrohliche Zustände oder nach Unfällen;
3. theoretisch, wenn ein Erfolg unter der LGB nicht oder nicht mehr zu erwarten ist wie beispielsweise generalisiert metastasierende Tumoren, diverse Organversagen z.B. Niere, Herz, Gehirn, Leber, Darm;
4. immer, wenn der Patient die fachärztliche Zuziehung wünscht.

Afrika

Zurück zu Ihrem beruflichen Lebensweg. Ich nehme an, dass Ihre Bescheidenheit Ihnen gebietet, die Antwort auf meine nächste Frage kurz zu halten.

Aus vielen Gesprächen mit Ihnen weiß ich, dass Ihre Zeit als Arzt in Afrika für Sie prägend war. Ist Albert Schweitzer ein Vorbild für Sie? Und: was kann ein Arzt in Afrika lernen?

Albert Schweitzer war für mich natürlich schon eine Persönlichkeit, die mich faszinierte. Ich wollte auch unbedingt Entwicklungshilfe leisten und war von Vielem an ihm fasziniert – auch von seiner wohlwollend väterlichen bis überväterlichen Einstellung zu dieser Entwicklungshilfe und zur europäisch versteckten Bevormundung. Das hat sich dann während meiner Tätigkeit in der Entwicklungshilfe abgekühlt und ich bin auch nicht in diese fantastische Welt des Kollegen Albert Schweitzer eingetreten. Ich meine, dass Afrika einen großen Gedanken wert ist und dass Schweitzer zu seiner Zeit die richtige Form der Entwicklungshilfe gefunden hat. Allerdings hat ihn wohl die Entwicklung etwas überholt mit neuen Formen der Kooperation, sodass sein Lebenswerk in seiner Ausstrahlung in Afrika selbst sehr gelitten hat, während die Anziehungskraft auf Europa enorm groß geblieben ist. Hierdurch entstand auch für mich bei der näheren Kenntnis der Entwicklungshilfe eine Ambivalenz in seinem Tun. Der Glanz für Europa blieb jedoch unvermindert erhalten.

Im Leitbild des Potamos-Centrums werden die Namen Hippokrates, Paracelsus und Hahnemann ge-

nannt. Gibt es noch andere Vorbilder?

Wirklich wichtige Vorbilder in meiner medizinischen Karriere, würde ich heute sagen, sind andere, als es ursprünglich in meiner Ausbildung waren. Die Vorbilder während meiner schulmedizinischen Ausbildung waren die üblichen Persönlichkeiten, die wie Robert Koch Infektionskrankheiten bekämpft oder chirurgische Großtaten vollbracht haben wie Professor Sauerbruch in Berlin und Professor Barnard in Südafrika. Diese sind relativ stark verblasst, und im Laufe meiner Entwicklung sind Menschen wie Paracelsus oder – wie Sie selbst schon genannt haben – Hahnemann in den Vordergrund getreten. Ganz wichtig war auch für mich F.X. Mayr mit seiner vorrangigen Bewertung des Darmes als wichtigstes Organ für Krankheit und Gesundheit. Seine Leitfunktion hat sich dann ebenfalls abgeschwächt, weil er sich zu sehr auf das Voranstellen dieses Organs begrenzt hat. Der Darm ist zwar ein enorm wichtiges Organ in unserem Körper, aber gerade deshalb wäre ein Weiterdenken notwendig gewesen – was damals nicht oder nicht ausreichend vollzogen wurde und was im Grunde meine Entwicklung in Richtung einer ganzheitlichen Lymphologie notwendig machte. Diese reiht den Darm wieder ein in die diversen menschlichen Organe, die aber alle wiederum abhängig sind von der Versorgung über die Lymphe.

Rosemarie Holzer

Bevor wir nun zur Sache – also zur Lymphe – kommen, interessiert mich im Rahmen der Erkundung Ihrer ärztlichen Entwicklung noch etwas sehr Besonderes:

Wir befinden uns heute ja hier im POTAMOS-AUSBILDUNGSCENTRUM in Britzingen, wo uns Frau Holzer aufs Beste mit Speis und Trank versorgt und so die leiblichen Voraussetzungen dafür schafft, dass der Geist, der bekanntlich weht, wo er will, überhaupt ankommen kann ...

Sie wissen, worauf meine Frage zielt: Sie arbeiten seit Jahren sehr eng mit Frau Rosemarie Holzer zusammen, die auf dem Feld der von ihr entwickelten „SÄURE-FASTEN® PRAKTIK“ Popularität, Anerkennung und Erfolg erzielt hat.

Wo liegen die medizinischen Wurzeln dieser Zusammenarbeit?

Das ist ganz einfach zu klären. Frau Holzer und ich kennen uns seit 2002. Damals war ich mit meiner Lymphologie an einem Punkt angelangt, wo ich feststellte: Ich kann viele Krankheiten ganz gut heilen – oder besser: die Heilung auf den Weg bringen –, indem ich den Patienten rate, Säuerndes, Tiermilch und Brot nach Möglichkeit zu vermeiden und ihren Sinn für die Ernährung insgesamt, für Bewegung und Wärme zu wecken.

Weil ich aber nun selbst kein großer Koch bin - das Kochen

war für mich immer schon ein Gräuel, ganz im Gegensatz zum Essen - fehlten mir einfach die Erfahrung, die Kenntnisse und die Beispiele, um den Patienten konkret empfehlen zu können, was sie weglassen und was sie essen sollten, damit es trotzdem oder sogar noch besser schmeckt, wie man vom Essen nicht müde wird, auch wie in der Bewegung eingeschränkte Patienten sich besser und leichter bewegen könnten; kurz gesagt wie: „unsere Nahrung unsere Heilmittel und die Heilmittel unsere Nahrung werden".
In diesem Zusammenhang bin ich dann auf die Suche gegangen nach jemandem, der auf diesem Gebiet kompetent ist und mit Patienten arbeitet.

Über meine Vorträge als Mayr-Arzt, in denen ich dann schon die Milch und das Brot ziemlich relativierte bzw. in Frage stellte und meine Erfahrungen mit der Übersäuerung weitergab, obgleich ja Mayr die Semmel-Milch-Kur propagierte, bekam ich einen wichtigen Hinweis von Patienten auf das Buch „Die Milchallergie" von Dr. Renate Collier, das ich dann mit großem Interesse gelesen habe. Renate Collier beschrieb genau meine Erfahrung, wie schädlich der Einfluss von Tiermilch auf die Gesundheit im Allgemeinen ist und dass Tiermilch eben auch eine große Zahl weit verbreiteter Krankheiten mitverursacht. Unter anderem über dieses Buch erfuhr ich von Frau Rosemarie Holzer in Königsfeld im Schwarzwald, die viele Jahre mit Renate Collier sehr eng zusammen gearbeitet hatte. Frau Collier war wenige Jahre zuvor über 80-jährig verstorben.

Auf diese Weise kam ich in Kontakt mit jener Dame, welche die Acidose wirklich auf den Punkt gebracht hatte und intensiv und mit großer Leidenschaft bemüht war, sie aus dem Schattendasein herauszuführen. Sie hatte einige Methoden und Ansätze wesentlich über Renate Collier hinaus weiterentwickelt, ganz besonders die Kochkunst, die Kunst der feinen Gourmet-Küche. Die sehr einfache Küche von Frau Collier hat Rosemarie Holzer vielfältig erweitert, um so eine einseitige Ernährung, die wiederum zu bestimmten Schwächungen und Krankheitszuständen führen kann, zu vermeiden. Dass die Kost sich gesundheitlich noch günstiger auswirkt und etwa auch Mangelzustände bei sich normal ernährenden Menschen ausgleicht, dass diese Kost hervorragend, wirklich gourmethaft, schmeckt, dass sie ohne übermäßige Mühe und keinesfalls schwieriger zuzubereiten ist als die übliche Kost und vor allem, dass das Kochen nicht zu zeitaufwändig wird für die in Beruf und Stress stehenden Patienten – dies alles sind virtuose Leistungen von Frau Holzer.

Sie kocht also eine hervorragend schmeckende, basenüberschüssige Kost, frei von jeglichen Tiermilchprodukten und Gluten, und lehrt dies ihre Patienten ebenso wie die in SÄURE-FASTEN® Praktik Auszubildenden und bereits ausgebildeten Schüler.

Darüber hinaus hatte sie die Problematik der zu zäh fließenden Lymphe erkannt und in ihrem ersten Buch, „Die Acidose-Selbstmassage“, die passive Bewegung als eine wichtige Möglichkeit der Aktivierung beschrieben. Da damals vergleichbare Literatur nicht zur Verfügung stand und bis heute etwas Vergleichbares kaum aufzutreiben ist, wurde das Buch in aufgeklärten Kreisen zum „Renner“.

Ich hatte besonderes Glück, weil Frau Holzer schon selbst auf der Suche war nach jemandem, der ihr über diese Acidose-Selbstmassage hinaus behilflich sein könnte, die Problematik tiefer zu verstehen, als dies in der Auseinandersetzung mit Renate Collier gelungen war. Konkret: Der obere Bauchraum war Rose-

marie Holzer schon immer als Blockade der größten Lymphmassen verdächtig, aber keine der ihr bekannten Massagemethoden hatte daraus Konsequenzen gezogen.
Gerade dieser Bereich war mir besonders wichtig, um den ganzkörperlichen Heilungsprozess voran zu treiben. Hier hatte ich auch bei den Patienten die besten Heilungserfolge – mit der tiefgreifenden Lymphbehandlung, die dann ein wesentliches Element der LGB® (Lymphologische Ganzheitsbehandlung nach Dr. Barth) wurde.

Frau Holzer und ich ergänzen uns also in idealer Weise, da sie genau die Schwerpunkte bearbeitet, zu denen ich kaum Zugang habe.

Was ist die Lymphe?

Dieser gewissermaßen „geschichtliche" Rückblick war, glaube ich, hilfreich, nicht nur um das Zusammenspiel zweier in der Heilkunde engagierter Menschen, sondern zugleich den lymphologischen Zusammenhang von Ernährung und Bewegung verstehen zu lernen.

Bevor wir das vertiefen, dürfte es nun aber an der Zeit sein, zur Sache zu kommen - zur Lymphe.

„Blut ist ein ganz besonderer Saft", lässt Goethe seinen Mephisto zu Faust sagen. In den Gesprächen mit Ihnen gewinne ich den Eindruck, dass die Lymphe der schlechthin besondere Saft in Ihrer medizinischen Konzeption ist und das Blut auf einen hinteren Rang verdrängt hat.

Was ist das für ein Saft, die Lymphe?

Auf diese einfache Frage gibt es viele Antworten – von der ganz einfachen bis zur ganz ausgreifenden – und natürlich viele dazwischen.
Ich beginne einmal mit dem einfachsten: Lymphe ist nichts anderes als Wasser mit Inhaltsstoffen. Das griechische Wort Lymphe würde übersetzt „klares Wasser, Quellwasser" heißen. Insofern ist die Lymphe mal etwas klarer und mal etwas trüber, aber im Prinzip nichts anderes als das Wasser an sich mit seinen Inhaltsstoffen. Allerdings sind für das Verständnis der Lymphe zwei grundsätzliche Sachverhalte wichtig:

Zunächst besteht unser Körper aus zwei grundlegend unterschiedlichen Bereichen, nämlich aus Zellen und Nicht-Zellen – dem umgebenden Raum. Die Nicht-Zellen sind im wesentlichen Lymphe, während die Zellen unser eigentliches Ich bilden. Wir finden also einen zellulären Raum und einen extrazellulären Raum vor, welcher im Wesentlichen aus Lymphe besteht. Auch das Blut teilt sich so auf, denn auch das Blutserum ist nichts anderes als ein besonderer Anteil der Lymphe. Die Lymphe ist im ganzen Körper überall vorhanden, auch im Blut, also auch im Gehirn. Der Liquor ist wesentlich auch Lymphe, und weitere „Lymphen“, die sich nur etwas unterscheiden, aber im Grunde dazugehören, sind beispielsweise die Innenohrlymphe, die Gelenkschmiere Synovia oder der Augenglaskörper. Letztlich sind natürlich auch Wasseransammlungen bei der Lungenentzündung, Pleuraergüsse oder Aszites im Abdomen nichts anderes als ausgetretene Lymphe, sodass die Lymphe einen ganz breiten Raum einnimmt.

Das bedeutet aber auf der anderen Seite, dass die Lymphe sich immer als der Umweltrepräsentant für unsere Zellen darstellt. Sie umflutet unser eigentliches Ego, die Zellen, als Träger der in den Chromosomen festgelegten Erbsubstanz.

Exkurs: Ich – Lymphe – Umwelt

Hier muss ich, verzeihen Sie, unterbrechen:

Ihre These von den Zellen als der Substanz des Ego halte ich, bitte sehen Sie mir den deutlichen Ausdruck nach, für abwegig. Sie bietet aber vielleicht die Gelegenheit, den Leser davon in Kenntnis zu setzen, dass wir uns seit langem in einer, wie ich glaube, sehr fruchtbaren, gelegentlich aber auch kontroversen Diskussion befinden, wobei wir darin einig gehen, dass kontroverse Diskussionen oft die schönsten sind.

Ich möchte es einmal so formulieren: Wenn ich Ihnen als ehemaliger Patient oder als potenzieller Patient zuhöre und mich auf Ihre lymphologisch orientierte Diagnose und Therapie einlasse, dann bin ich gerne Ihr aufmerksamer Schüler und freue mich mit all Ihren Patienten über Ihre Erfolge. Wenn ich aber über Ihre Tätigkeit und Stellung im System der Medizin, Ihren verborgenen Führungsanspruch und die begrifflichen Implikationen nachdenke, dann erwacht in mir sofort der Skeptiker und Kritiker.

Es ist das alte Elend im Verhältnis der Natur- zu den Geisteswissenschaften und ihrer Vertreter, das sich auch hier meldet. Konkret: Der Begriff des „Ich" ist ja ein Zentralbegriff in der Geschichte der abendländischen Philosophie, jedenfalls spätestens seit Descartes, und wurde im 19. Jahrhundert von der Psychologie übernommen. Vor diesem Hintergrund

– der Subjektphilosophie und der Psychoanalyse – kann man doch nicht einfach sagen, das „Ich" finde sich in den Zellen und die Lymphe als der nicht-zelluläre Bereich des Körperinneren verbinde „Ich" und „Welt". In einer solchen These spräche sich ein Biologismus aus, der noch nicht einmal von eingefleischten Gentechnikern und Bio-Positivisten vertreten wird.

Ich danke für die Anregung und freue mich auch über die Frage, denn ich sehe die Lymphe sehr klar in eben dieser Tradition, die Sie ansprechen.

Die Lymphe und die Zellen sind quasi These und Antithese mit unserem Gesamtorganismus als Synthese, d. h., das Ego – also das Ich – der Zelle ist ein anderes als das Ego des Makroorganismus Mensch. Der Makroorganismus Mensch hat zur Grundlage die Zelle mit ihren Erbsubstanzen und ihrer stofflichen Grundlage, die uns auch charakterisiert. Wir wissen, dass wir Chromosomen haben, die uns charakterisieren, die auch für den gesamten Körper charakteristisch sind. Somit besteht eine gewisse Form des Ego in der Zelle. Diese Zelle hat allerdings nicht dasselbe Niveau wie unser gesamter Organismus. Der Makroorganismus hat sich dieses Ich im philosophischen und auch im körperlichen Sinne erworben aufgrund seiner Verbindung mit der Umwelt, d. h., wir haben eine Umwelt, die nicht im eigentlichen Sinne auf dem Niveau der Zelle ist. Somit haben wir eine These, die die abgeschlossene Einheit „Zelle" darstellt, und eine Antithese, die „Umwelt" Lymphe; beide zusammen haben den Makroorganismus Mensch mit einem erhöhten Ego geschaffen.

Ich konzediere, dass das philosophisch vielleicht nicht ganz korrekt dargestellt ist ...

Mir scheint, wir haben hier das Tor zu einem Gesprächsthema aufgestoßen, das viel Zeit, Klärung und am Ende ein eigenes Buch verdienen würde. Es geht um nichts Geringeres, als um das Verhältnis von Körper und Geist, wie es sich der Mediziner vorstellt oder vorstellen sollte. Vielleicht geht es aber noch nicht einmal um „Vorstellungen", sondern um die Besinnung darauf, was einmal „der Leib" genannt wurde, also jenes unstoffliche Gewebe aus Geist und Körper, das den Menschen auf wundersame Weise zwischen Gott und die Natur stellt.

Ein Gedanke für dieses andere Buch, das wir vielleicht noch schreiben werden, wäre: In der Medizin kommen mediale Wirkungen, die den Einzelnen mit dem Allgemeinen, den Arzt mit dem Patienten, den Menschen mit der Welt, vielleicht auch die Erde mit dem Himmel verbinden, generell kaum vor. Begriffe wie „Sprache", „Freiheit" oder „Zeit" oder auch nur „Kommunikation" scheinen in der Medizin keine Rolle zu spielen. Ich denke, dass diese philosophische und theologische Abstinenz höchst problematische Auswirkungen auf fast alle therapeutischen Strategien hat, die wir noch kaum übersehen können.

Ich möchte das aber nicht vertiefen, sondern zurückkommen auf die Frage, was denn die Lymphe in der Konkurrenz der Säfte ist. Habe ich Sie richtig verstanden: die Lymphe ist also auch Teil des Blutes?

Ja, natürlich hat die Medizin verschiedene Begriffe geschaffen für diese Teilbereiche der Lymphe oder des extrazellulären Wassers, vielleicht nennen wir es einfach so und erleichtern damit die Sache ein wenig.
Die Zelle als kleinste eigenständige lebendige Einheit unseres Körpers hat also eine Umwelt. Diese Umwelt ist nicht fest und gasförmig wie die des Makroorganismus, sondern flüssig. Die Zelle benötigt diese Umwelt um leben zu können. Sie lebt, schwimmt sozusagen ständig im Wasser – getragen vom Wasser, ernährt vom Wasser, entsorgt vom Wasser. Alles was die Zelle braucht, wird bereitgestellt über dieses Wasser, das wir Lymphe nennen. Dieses Prinzip setzt sich im ganzen Körper durch. Ob es sich um eine ganz im Inneren lebende Leberzelle handelt, um eine Zelle, die epithelial am Rande steht wie eine Haut- oder eine Schleimhautzelle, um eine Zelle im Großhirn oder ob sie sich sonst irgendwo befindet, es ist immer das gleiche Prinzip: Sie lebt im Wasser, und das Wasser ist die Lymphe. Die Lymphe heißt an manchen Stellen Serum, weil die Zelle sich in der Blutbahn befindet, oder Liquor, weil sich die Zelle im Bereich des Großhirns befindet, aber es ist immer dasselbe Medium – die Lymphe.

Zum medizinischen - und geistigen - Begriff der Lymphe vielleicht eine abschließende Frage, nach dem, was ich in vielen Gesprächen mit Ihnen gelernt habe, fast eine rhetorische:

Der Name der Dachmarke POTAMOS®, unter der Sie seit geraumer Zeit ausbilden, forschen und veröffentlichen, scheint mir auch etymologisch direkt auf die „Lymphe" zu verweisen.

Ganz zweifellos, denn auch „Potamos“ kommt aus dem Griechischen und hat mit Wasser zu tun, es bedeutet „der Fluss“. Es kommt sozusagen eine neue Eigenschaft hinzu: Die Lymphe (= Wasser an der Quelle) erscheint an der Quelle, fängt an zu fließen, wird zum Potamos (= Fluss).

Mit Potamos ist die Fließeigenschaft gemeint, die wir hier besonders betonen, weil sie absolut notwendig ist für das Leben, das in Stagnation enden würde, wenn die Lymphe zum „stehenden Gewässer“ würde. Der Begriff „Potamos“ bedeutet also nicht nur den Fluss des Wassers, sondern auch den Fluss des Lebens.

Diagnostik und Therapie

Dieses Bild scheint mir denkbar gut geeignet zu sein, zu Ihrem - wie ich es nennen möchte - diagnostischen und therapeutischen Konzept überzuleiten.

Ich gehe davon aus, dass eine präzise Diagnose nach dem Motto: „Der Anfang ist die Hälfte des Ganzen" auch den Weg zu einer optimalen Therapie ebnet. Bevor wir darauf gleich zu sprechen kommen, eine medizingeschichtliche Frage:

Soweit ich weiß, gibt es seit den Anfängen der Medizin eine sich wandelnde Lehre von den Körpersäften. Hippokrates war wohl einer der ersten, der eine solche Lehre entwickelt hat. In ihr waren Blut, Schleim und Galle wesentlich. Diese Säfte wurden unterschiedlichen Temperamenten oder Elementen zugeordnet, und diese Elemente wurden im Laufe der Medizingeschichte durch andere Säfte ersetzt. Aus heutiger Sicht zeigt sich in diesen frühen medizinischen Konzepten eine fast rührende philosophische und naturwissenschaftliche Naivität.

Trifft dieser Einwand nicht auch auf Ihr lymphologisches Konzept zu? Beruht die LGB im Grunde nicht auch auf einer unzulässigen Vereinfachung, die der Komplexität und den Errungenschaften der modernen Wissenschaft und Medizin gar nicht gerecht werden kann, weil sie den Blick auf einen einzigen Stoff verengt, auf den Stoff, von dem nun alles abhängen soll?

Keineswegs – wenn man die Lymphe in dieser Komplexität oder in dieser Breite begriffen hat, wie ich sie jetzt sehe – wir werden da im Einzelnen noch darauf zurückkommen. Denn es geht doch um die Frage: Welche Bedeutung hat die Zelle und welche hat die Lymphe in dem komplexen Geschehen „Leben“. Was von beiden ist wichtiger, was ist weniger wichtig, wo ist etwas besonders wichtig?

Die Dualität, das Zusammenspiel zwischen den zwei Akteuren Zelle als Träger der individuellen Eigenschaften des Menschen und andererseits der vegetativen, wesenhaften Grundlage – Lymphe ist eine Stufe in dem medizinischen Paradigma, die in der modernen Medizin gar nicht vorkommt. Die Komplexität der modernen medizinischen Wissenschaft beginnt erst bei der Herausnahme der Zelle als einzigem untersuchten Objekt aus dem dualen Zusammenspiel Zelle und Lymphe.
Die Lymphe steht sozusagen als Gesamtheit und Fundament auf gleicher Ebene mit der Zelle als einer der beiden Pole im schöpferischen Zusammenwirken mit dem Ziel „Makroorganismus Mensch“.

Das noch in den Anfängen steckende Erforschen der Lymphe steht sozusagen als Komplex der modernen Zellforschung als Gegenpol gegenüber und wird sich in Zukunft voraussichtlich noch massiv in seiner Komplexität und Differenzierung erweitern müssen, da diese ja bisher fast völlig vernachlässigt wurde.
Der „Stoff Lymphe“ ist schließlich nicht einheitlich nur Wasser sondern Wasser mit Inhaltsstoffen. Hier fängt ja die Entwicklung der Erforschung gerade erst an. Ich hoffe, dass die Zukunft die Lymphforschung intensiv vorantreibt, sodass sie am Ende eine Gleichwertigkeit zur bisherigen medizinischen Zellforschung

ergibt und vielleicht auch die monomane und übertriebene Einseitigkeit der Zellforschung im Extrem beendet.

Nun zu Ihrer medizinhistorischen Frage der Körperflüssigkeiten:
Die charakterlichen oder subjektiv spezifischen Eigenschaften, die den verschiedenen Körperflüssigkeiten zugemutet oder zugedacht wurden – ob in der Antike, im Mittelalter oder auch heute noch in exotischen Medizinformen - diese Eigenschaften hängen nicht von der Verschiedenartigkeit der Flüssigkeit ab, denn im Grunde ist dafür immer die Lymphe zuständig.
Die Säftelehren unserer Medizingeschichte könnte man gewissermaßen der Lymphe unterordnen. Der Überbegriff wäre Lymphe und die verschiedenen Säfte wären unterschiedliche Eigenschaften der Lymphe an verschiedenen Orten bei unterschiedlicher Konsistenz: Wie flüssig oder wie zähflüssig ist die Lymphe, an welchem Ort wirkt sich dies besonders aus? Im Gehirn? Im Abdomen, also im Bauchraum? Am Darm, an der Leber, am Herzen? Insofern ist es kein Wunder, dass die Körperflüssigkeiten auch für bestimmte Charaktereigenschaften oder Verhaltensweisen herangezogen werden, wie beispielsweise phlegmatischer Charakter durch zähe Lymphe.
Was allerdings oft übersehen wurde, ist, dass sich Charaktereigenschaften ändern können und dass dies nicht genetisch bedingt ist, sondern gesundheitlich, körperlich und damit lymphatisch – und wieder ist zu fragen: Wie flüssig ist die Lymphe, wann, an welchem Ort? Genau dies führt zu ganz entscheidenden individuellen charakterlichen Veränderungen, die dann erlebt werden und das psychische Befinden beeinflussen (z. B. Phlegma).
Die „einfache“ Lösung dieser medizinhistorischen, über Jahrhunderte bzw. Jahrtausende diskutierten Frage der Bedeutung der Körperflüssigkeiten spricht keineswegs gegen die Richtig-

keit im naturwissenschaftlichen Sinne.
Falls man dies als eine „naturwissenschaftliche Naivität" deuten sollte, so wäre es eher hoch zu schätzen im Sinne von „Simplex sigillum veri", also: Das Einfache ist das Siegel des Wahren. Die überraschende Einfachheit spricht somit stark für die Richtigkeit der These, die aus der heillos verzweigten Differenzierung der heutigen Medizin herausführt, indem plötzlich ein bis dato extrem kompliziertes Puzzle als ein klares Gesamtbild aufleuchtet.
Hier kommen weitere ganz grundsätzliche Fragen auf: Was ist Diagnostik? Was ist Therapie? Wie mache ich mit Lymphe Diagnostik? Wie mache ich Therapie?

In der Diagnostik stellen wir die Beurteilung der Lymphphänomene beim Patienten in der Untersuchung voran und vertiefen damit die klinische Untersuchung, wobei der Patient aktiv mitwirken kann mit seinem Gefühl und Empfinden. Ein für den Patienten oft beglückendes Gefühl stellt sich ein, wenn der Arzt sich tatsächlich um das bemüht, was ihn bedrückt, und er nicht außen vor bleibt bei einer Apparatediagnostik, die für ihn kaum oder gar nicht in Beziehung zu bringen ist mit seinen Beschwerden.
Die bisherige medizinische Diagnostik könnte dem nachfolgen, soweit sie noch nötig ist.

Die LGB bzw. jede Lymphtherapie benötigt als therapeutisches Element den Ort, an dem sie stattfinden müsste. Die Lymphe ist nicht überall gleichartig, gleichwertig und in gleichem Zustand. Sie entwickelt Unterschiede im Laufe des Lebens. An sich müsste sie ja immer sehr schön flüssig sein und in bestem Zustand von den Inhaltsstoffen her, aber im Laufe des Lebens leidet diese eben doch unter bestimmten Krankheiten, unter gewissen Ernährungsfehlern, leidet unter Überlastung des Körpers und schädlichen Einwirkungen aller Art. Sie, die Lymphe, braucht also, um therapeutischen Wert zu bekommen, eine besondere Diagnostik. Aber anders als die schulmedizinische oder auch vielleicht die naturheilkundliche Diagnostik wird nun die Beurteilung des Zustands der Lymphe, vorwiegend der Grad ihrer Viskosität (also z. B. hochgradig flüssig oder hochgradig zähflüssig) wichtig.

Dieser Zustand der Lymphe in einem Organ oder auch im ganzen Körper bildet die Grundlage für eine Therapie, aber auch gleichzeitig für das Befinden des Patienten, für sein körperliches ebenso wie für sein seelisches Befinden. Wir brauchen für die Therapie vor allem den Ort im Körper, in dem die Lymphe einen bestimmten Zustand einnimmt. Wie ich schon erwähnt habe, gibt es den Liquor im Hirn, die Lymphflüssigkeit im Auge, im Ohr und in sonstigen Organen, d. h., sie ist teilweise abgegrenzt und teilweise nicht.
Alle Lymphe steht immer in Verbindung zueinander, sodass wir überall Räume haben von Lymphe, die ineinander übergehen und sich gegenseitig beeinflussen, aber auch stützen, heilen, stabilisieren, puffern.

Wir können uns vorstellen, dass Kälte im Winter den Lymphfluss behindert, z. B. in den Fingerspitzen oder auch in der Nasenspitze...

> *Darf ich hier einhaken: Ich war immer der Meinung, dass solche Effekte, wie sie bei Kälte beobachtet werden, auf eine Verengung der Blutgefäße zurückzuführen seien und dass die Lymphe hier gar nicht im Spiel sei?*

Transportsysteme

Sie stellen eine sehr grundsätzliche Frage, die sich aber fast selbstverständlich beantwortet in der Erkenntnis, dass die Zellen eigentlich immer direkt abhängig sind von dem Zustand der Lymphe, weil sie nur über die Lymphe ernährt werden können. Die Meinung – die durchaus auch in der Medizin geteilt wird –, dass die Zellen von der Blutbahn ernährt werden, erweist sich als falsch in der grundsätzlichen Feststellung, dass die Zellen in der Lymphe schwimmen. Eine Zelle muss also über die Lymphe ernährt werden. Dass die Blutbahn hier mit eine Rolle spielt, ist keine Frage. Die Lymphe kann bis zu einem gewissen Grad die Zelle gut ernähren, muss sich andererseits aber selbst wieder rückversorgen, z. B. über die Blutbahn. So betrachtet wird die Blutbahn zu einem Hilfsmittel für die Lymphe, bekommt also eine untergeordnete Rolle.

Ich vergleiche das oft mit dem Fischtransport von Hamburg nach Süddeutschland: Auf der Schiene bringen Sie den Fisch sehr schnell nach Süddeutschland. Sagen wir statt Schiene nun Blutbahn, dann endet der schnelle Transport in der Kapillare – dem Güterbahnhof für den Fisch. Über die Lymphe geht's dann weiter zum Verbraucher, zur Zelle.

Wir sprechen also über Versorgungssysteme und Bahnnetze, über Medizinlogistik gewissermaßen?

Wenn Sie so wollen, ja. Die Lymphbahn ist einfach zu langsam, um z. B. den Sauerstoff schnell genug von der Lunge ins Gehirn zu pumpen oder auch an die große Zehe oder an sonst irgendeinen Bereich des Körpers. Der Zug auf der Schiene – wie das Blut in der Arterie – hat einfach eine viel größere Geschwindigkeit, der Fisch wäre sonst ja wochenlang unterwegs und, falls nicht tiefgefroren, längst verdorben. So ist es auch mit dem Sauerstoff: Der Sauerstoff muss schnell und unproblematisch dem Gehirn oder den anderen Zellen, insgesamt der Peripherie zugeführt werden. Am Anfang der Entwicklung, als wir noch als Zellen im Urmeer schwammen, hatten wir natürlich kein Blutgefäßsystem, die Lymphe umspülte uns in Gestalt des Meeres. Jetzt als Makroorganismus brauchen wir diesen Schnelltransporter Blutbahn.

Damit ich mir das quantitativ vorstellen kann: Wie verhält sich die Umwälzgeschwindigkeit der Lymphe zu der des Blutes?

Diese Frage ist nicht ganz einfach zu beantworten – schon weil die Lymphe unterschiedliche Fließfähigkeit hat, d. h. von der Stagnation bis zu gemächlichen Fließgeschwindigkeiten. Die Lymphe fließt immer zwischen Zellen, die aneinander gebunden sind. Zwischen Bindegewebszellen kann sie sich noch relativ gut hindurchwinden. Der Kontakt zwischen den Zellen ist ja noch relativ weiträumig, sodass ein lockeres Netzwerk entsteht, das auch relativ breite Bahnen eröffnet. Epitheliales, Knochen - oder auch Muskelgewebe sind dagegen relativ dicht, müssen aber trotzdem, wenn auch sehr viel langsamer von Lymphe durchflossen werden. In der Blutbahn dagegen sind alle Zellen frei beweglich. Hier kann die gesamte Flüssigkeitsmenge leicht en bloc weitertransportiert werden. Zudem ist das Herz eine besonders effektive Pumpe, was die Geschwindigkeit noch vergrößert. Beträgt die Bewegung der Lymphe in bestimmten Geweben fast null bis wenige Zentimeter pro Minute, so wird in der Blutbahn mindestens die 1000-fache Geschwindigkeit erreicht.

Also eine „Lymphpumpe“ gibt es nicht?

Nein, eine dem Herzen vergleichbare Lymphpumpe gibt es nicht. Es gibt allerdings mehrere Lymphpumpenfunktionen, dazu gehört als wichtigste die Muskeltätigkeit. Jede Muskeltätigkeit bewegt die Lymphe, d. h., jede Art von Bewegung bewegt die Lymphe mit und macht damit Leben möglich. Leben und Bewegung sind sozusagen Synonyme. Wenn die Lymphe stagniert und die Muskulatur sich nicht bewegt, wird auch das Leben immer träger und langsamer, es entwickelt sich zur Krankheit hin. Dagegen kann Bewegung viele Krankheiten verhindern und Gesundheit fördern.

Ein weiterer extrem wichtiger Lymphmotor ist die Atmung. Hier wirken Druckunterschiede als Motor – ihre Druck- und Saugwirkung aktiviert sehr stark den Lymphfluss.

Oder der hydrostatische Druck: Beim Aufstehen und Hinlegen, Hüpfen, Drehen, Springen gibt es enorme Druckverschiebungen im Körperwasser.

Oder mechanischer Druck: Im Bauchraum kann sich ein enormer Druck entwickeln, wenn man sich bückt.

Die Ruhe, muskuläre Relaxation ebenso wie der konstant anhaltende Spasmus von Muskeln, also Unbeweglichkeit passiv und hyperaktiv, sind die schlimmsten Feinde des Lymphflusses und damit der Gesundheit. Daher kommt es, dass zu lange Ruhezeit und Schlaf müde und krank machen und muskuläre Spasmen Ursache für Arthrosen und Bandscheibenvorfälle sind.
Wichtig zu erwähnen wäre auch das Ausfallen des hydrostatischen Sogs durch das Liegen. In der Nacht führt dies gerade

bei älteren oder kranken Personen zu einem Liquorstau im Gehirn, also zu einem Nichtabfließen der Lymphflüssigkeit, was den Hirndruck erhöht, das zentrale Nervensystem überreizt und dadurch selbst bei übermüdeten Patienten ein erholsames Schlafen vollkommen verhindert und durch schlaffördernde Maßnahmen (z. B. Schlaftabletten) nicht zu verbessern ist. Hypnotika führen hier in der Regel nur zu Verwirrtheitszuständen, aber nicht zum erholsamen Schlafen (Geriatrie!).

Wenn ich Sie richtig verstanden habe, verändert sich einerseits die Lymphe im Laufe eines Lebens abhängig von der Lebensweise und den Lebensumständen, andererseits können im Körper zum gleichen Zeitpunkt verschiedene Zustände der Lymphe festgestellt werden?

Ja, ganz genau. Ich bin der Meinung, dass es natürlich eine Gesamtviskosität oder Fluidität der Lymphe im Körper gibt, d. h. eine relativ gute oder schlechte Fließeigenschaft, dass es aber auch lokale wesentliche Unterschiede gibt, die mit dieser generellen Fließeigenschaft nicht unbedingt kongruent sind. Wir können an einem Ort Verhärtungen haben, denken Sie nur an eine Narbe, die ja nichts anderes ist als eine Lymphverhärtung, wo die Lymphe so gut wie überhaupt nicht fließt. Denken Sie dagegen an Blutserum, das extrem schnell fließt, sodass natürlich sehr unterschiedliche Viskositätsgrade gleichzeitig an verschiedenen Orten desselben Körpers festgestellt werden können. Im Innenohr wird die Fließeigenschaft wieder anders sein als im Auge und im Auge wieder ganz anders als im Liquor. So bekommen wir ganz unterschiedliche Fließeigenschaften wie auch eine Gesamtfließqualität im Körper – das Ganze hängt wohl in sich zusammen, aber der Zusammenhang ist relativ. Bei sehr leichtflüssiger Lymphe, niedriger Viskosität der Gesamtlymphe ist ein lokal begrenzter Lymphstau gut festzustellen, während dieser bei einer gesamt hochviskösen Lymphe kaum oder gar nicht festzustellen wäre.

Haben Sie tatsächlich gesagt, dass auch eine Narbe aus Lymphe besteht?

Ja natürlich, eine Narbe ist Lymphe, hier überwiegen nur wesentlich mehr die Inhaltsstoffe. Diese sind nichts anderes als Eiweiße, die sich überall in der Lymphe befinden. Diese Eiweiße werden, wenn sie sich sehr verdichten, zu immer festeren Fasern – wie auch Sehnen, Muskelhülsen, Sehnenplatten oder das so genannte Stützgewebe wahrscheinlich nichts anderes sind als Inhaltsstoffe einer Lymphe. Sie unterscheiden sich – im Übrigen immer spezifisch für den einzelnen Menschen – in ihrer Dichte: In der Narbe sind sie besonders verdichtet, durch Mangel an Wasser. Das Wasser wird immer weniger in der Narbe, die Lymphe hinterlässt die Eiweiße als Faser und entzieht darüber hinaus diesen Fasern noch mehr Wasser. Zum besseren Verständnis sollte man wissen: Jede Eiweißfaser besteht aus Eiweißmolekülen – zu Fasern werden die Moleküle erst, wenn viele Moleküle sich durch Entzug der Wasserhülle aneinander legen.
Nach einer amerikanischen Untersuchung besteht die Wasserhülle eines einzigen Eiweißmoleküls aus mindestens 10.000 Wassermolekülen.
Beim gegenläufigen Prozess, der Verdichtung, wird dem Eiweißfaden die Wasserhülle entzogen, die Eiweiße lagern sich immer dichter aneinander an und verfestigen sich immer mehr – aus 2 Fäden wird 1 Faden, nur dichter, fester. 100 Fäden werden dann immer drahtiger zu wenigen Fäden oder sogar zu einem einzigen Faden vereint. Am Ende ist das Eiweiß fest wie ein

„Stahldraht“ – ein Prozess, der aber immer reversibel ist, also auch wieder zurückentwickelt werden kann. Dabei wird Wasser wieder zwischen den Eiweißfasern eingelagert. Dies führt wiederum zu mehr Feuchtigkeit, zu einem höheren Quellzustand, zu mehr Elastizität, bis auch eine Narbe sich unter Umständen ganz auflöst.

Erlauben Sie dem medizinischen Laien, bevor wir zur Bedeutung der Lymphologie für die Behandlung spezieller Krankheiten kommen, den Versuch einer Zusammenfassung in Gestalt einer Frage:

Die wesentliche Aufgabe der Lymphe als einem im Idealfall dünnflüssigen wässrigen Medium ist es, der Zelle Nährstoffe zuzuführen und von der Zelle Abbaustoffe abzuführen. Man könnte also gewissermaßen „betriebswirtschaftlich“ überspitzt sagen, dass der Lymphe im Körper eine logistische, eine materialwirtschaftliche Funktion zukommt – oder ist dieser Vergleich aus der Sicht des Arztes unzulässig?

Diese logistische Funktion ist sicher eine der wesentlichen Aufgaben, wenn nicht die wichtigste Aufgabe der Lymphe. Dabei vergisst man aber leicht ihre anderen wichtigen Funktionen als Umwelt des Lebewesens Zelle. Die Bedeutung dieser Umwelt kann nicht auf Nährstoffzu- und -abfuhr reduziert werden, sondern es spielen Dinge eine Rolle wie der Druck oder die Wärme.
Ist in der Lymphe ein großer Druck vorhanden, wirkt er sich zweifellos auch auf die Zelle aus. Wir haben diesen Zustand beispielsweise besonders eindrucksvoll im Großhirn. Wenn das

Großhirn zu sehr unter Druck kommt, ist das gesamte zentrale Nervensystem überreizt, was z. B. zu Schlafstörungen führt, die trotz größter Müdigkeit keinerlei Schlaf zulassen. Schlaflosigkeit bekommt nun diagnostisch einen völlig anderen Sinn, als dies bisher in der Medizin der Fall ist. Man neigt dort dazu, Schlafmittel zu geben, die aber wenig tauglich sind bei lymphatisch überhöhtem Hirndruck (Liquordruck) und völlig überreiztem Hirn. Der Patient ist total übermüdet und erschöpft, überreizt, und wenn er dann nicht schlafen kann, helfen natürlich auch Schlafmittel nicht wirklich. In diesem Beispiel spielt der Druck eine ganz wichtige Rolle ebenso wie die Temperatur dieser Lymphe, die Säure oder der Eiweißgehalt. Und es kommen noch andere wichtige Aspekte hinzu, die über die rein stoffwechselfördernden oder -schädigenden hinausführen.

Sie haben wiederholt erklärt, dass die Viskosität der Lymphe ganz entscheidend ist für die Qualität der Ernährung der Zelle. Hoch visköse, also zähflüssige, oder gar verschlackte Lymphe kann ihre Transportfunktion kaum wahrnehmen. Die Verflüssigung der Lymphe muss somit immer das wichtigste therapeutische Ziel sein, wenn ich Sie recht verstehe.

Auf jeden Fall, das ist ganz sicher der wesentliche Faktor für die allermeisten Erkrankungen ebenso wie für die Gesunderhaltung, wobei wir nicht vergessen dürfen, dass auch die Lymphe in einem größeren Kontext steht. Beispielsweise spielen auch Hormone eine wichtige Rolle im Einfluss auf die Zelle, und auch diese werden über die Lymphe angeliefert. Wenn wir das ganze Geschehen betrachten, dann hat die Flüssigkeit bzw. die Viskosität der Lymphe mit höchster Priorität den entscheidenden Einfluss auf die Funktion der Zelle.

Meines Wissens ist die Funktion der Lymphe für den Transport von Nähr- und Abbaustoffen in der Medizin ja nicht prinzipiell umstritten. Was ist dann aber das Besondere Ihres lymphologischen Ansatzes in Diagnose und Therapie?

Lassen Sie mich hier zunächst den medizinischen Krankheitsbegriff, das Paradigma erläutern: Wir gehen davon aus, dass jede Zellart bestimmte Aufgaben, Funktionen hat, sie in der Regel richtig ausführt. Macht sie aber etwas falsch oder gar nicht, sinkt die Leistungskraft, z. B. von Organteilen, ab, was nur selten bemerkt und kaum als krankhaft angesehen wird, eher als Trainingsmangel oder „Alterserscheinung". Wenn also Zellen ihre Funktion schlecht erfüllen, wird die Ursache dieser Fehlentwicklung medizinisch darin gesehen, dass entweder die Zelle selbst einen Fehler macht, sie also eine Krankheit hat in irgendeinem Sinne, oder dass sie daran gehindert wird, ihre Funktion richtig zu erfüllen aufgrund von Toxinen, Alterung, genetischen Störungen oder Mangel an bestimmten lebenswichtigen Stoffen (Vitaminen, Spurenelementen etc.). Man sucht also die Ursache in der Zelle selbst, in der Zufuhr von Stoffen oder in anderen Einflüssen von außen – aber man sucht sie nicht in der Lymphe, die doch das unmittelbare Außen der Zelle, ihre Umwelt, ist. Insbesondere in der Schulmedizin, aber auch großteils in der Naturheilkunde, gilt als Ort für die Ursache von Krankheit die Zelle selbst oder die Blutbahn – hoher Blutdruck, hoher Zucker usw. Die Lücke dazwischen, welche von der Lymphe ausgefüllt ist, wird übersehen.

Damit verläuft auch die Forschung in diese beiden Richtungen, während die eigentliche Ursache für die Krankheit meist in der Lymphe liegt. Somit entsteht für die Lymphe nach ihrer

jahrzehntelang sträflich vernachlässigten Forschung ein außerordentlicher Prioritätsanspruch gegenüber allen anderen Methoden und Fachgebieten durch ihren Nachholbedarf.
Es ergeben sich dadurch auch ganz neue diagnostisch-therapeutische Aspekte, weil man unter dem vorrangigen Aspekt „Lymphe“ die Fachgebiete nicht mehr wie bisher abgrenzen kann, sondern eher zusammenfassen muss.
Die den ganzen Körper durchfließende Lymphe fordert in besonderer Weise die von der Naturheilkunde seit langem postulierte Ganzheitlichkeit heraus.

Auch wenn wir uns wiederholen, bitte erklären Sie nochmals, warum die Lymphe gegenüber dem Blut in Ihrer Praxis so wichtig geworden ist.

Die Lymphe – wie vorhin schon definiert – ist die Flüssigkeit des Extrazellulärraums, des Raumes außerhalb der Zelle. Damit umfasst sie ja auch den Bereich des Blutes. Die Medizin betrachtet aber genau nicht, dass die Blutbahn in den Lymphraum integriert ist. Die Lymphe ist eigentlich das übergeordnete System, das der untergeordneten Blutbahn eine Teilfunktion übertragen hat, nämlich Stoffe und Substanzen aller Art schnellstmöglich nahe an die Zellen zu bringen, eben bis zur Kapillare. Von dort aus können auch die Schlackenstoffe abgeholt und schnell abtransportiert werden. Die alles entscheidenden letzten Aktionen von Versorgung und Entsorgung direkt an der Zelle jedoch übernimmt die Lymphe selbst.
Und hier liegt der Grund für die folgenschwere Fehlentwicklung in unserer heutigen Medizin – von der Kostenexplosion, der Unfähigkeit zu heilen, der Beschränkung auf Symptomunterdrückung über spezifisch medizinische Fehlentwicklungen wie Antibiotikaresistenz, Fehlberatung bei Massenerkrankungen wie

Diabetes mellitus Typ 2 und arterieller Hypertonie bis zur übermäßigen Unterteilung in Fachbereiche, der Unzufriedenheit von Ärzten und Patienten über das distanzierte Verhältnis zwischen beiden. Noch einmal:

Die direkte Versorgung und Entsorgung der Zellen übernimmt die Lymphe selbst.

Exkurs: Der Begriff der Ursache in der Medizin

Sie bemerken vielleicht, dass ich mich in meinen Fragen gelegentlich wiederhole. Auf diese Weise will ich mich zu einer Kernfrage vorarbeiten, die trotz meines wachsenden Verständnisses für Ihre medizinische Praxis doch von einem großen Zweifel getragen ist:

Ich fürchte nämlich, dass Sie, nachdem Sie die Lymphe gewissermaßen aus der schulmedizinischen Vergessenheit geborgen und als wahrhaft besonderen Saft rehabiltiert haben, nun Gefahr laufen, die Bedeutung dieses Saftes für die Diagnose und Heilung von Krankheiten zu überschätzen.

Ich habe gelernt und sehe ein, dass die Qualität der Lymphe für einen guten Zellstoffwechsel wichtig und dass eine niedrige Viskosität einer neutralen bis basischen Lymphe gesundheitsfördernd ist.

Weniger einleuchtend ist für mich aber Ihre These, dass die Ursache vieler Krankheiten in der Lymphe zu finden ist.

Lassen Sie mich das bitte ganz kurz erläutern:

Unter „Ursache" versteht man seit Newton in der Mechanik und seit den Anfängen der Philosophie im Grunde immer die „wesentliche" und womöglich erste oder doch „frühe" Ursache, wobei die allererste und absolute Ursache, nämlich der liebe Gott, der Urknall oder was auch immer der Name dieser allerersten Ursache sei, nur in der Theologie und Astrophysik thematisiert wird. Ansonsten begnügt man sich mit späteren Zwischenursachen in einer als „schlecht unendlich", wie Hegel sagen würde, vorgestellten Kausalkette.

Es leuchtet nun sehr wohl ein, dass sich in der Lymphe als einem Transport- und Verbindungsmedium und - wie Sie ergänzt haben - als dem Medium, in dem wir leben und schwimmen, in gewisser Weise wohl jedes Krankheits- und Gesundheitsereignis zeigen muss. Aber das bedeutet doch nicht, dass die Lymphe selbst Ursache des Ereignisses ist. Ich konstruiere ein extremes Beispiel: Wenn der Fisch faul ist, spielt es keine Rolle, wie er in den Magen kommt. Und wenn der Magen krank ist, spielt der Weg zum Magen auch keine Rolle mehr. Können Sie mir hier noch einmal helfen?

Hierzu muss ich ein wenig ausholen, weil die Krankheit eine Besonderheit erst des Makroorganismus ist. Wir sind aus Zellen in einem salzhaltigen Flüssigkeitsraum, den wir Urmeer nennen entstanden. Und wie dieses Urmeer enthält unsere Lymphe heute noch immer 0,9 % Kochsalz.

Für einen Organismus, für die Funktion eines Makroorganismus ist eine ganz bestimmte Zahl von Zellen notwendig. Lassen Sie uns einmal kurz überlegen, ab wann wir überhaupt ein Symptom bemerken, d. h., wann spüren wir etwas? Nehmen wir einen kleinen Tumor, 1 mm groß, sodass er gerade noch erkennbar ist.

Ein gutartiger Tumor?

Ja, nehmen wir an, es sei ein gutartiger Tumor. Nun, bei einem Tumor von 1 mm Durchmesser haben wir zwischen 1 und 10 Millionen(!) Zellen – dies ist die Größenordnung, in der Krankheit entsteht. Also an einem minimalen Symptom müssen bereits Millionen von Zellen beteiligt und ausgerichtet sein, das Gleiche falsch zu machen. Da fragen wir uns doch sofort: „Ja, wie kommt es denn, dass diese Zellen alle etwas gleichsinnig falsch machen?" Darauf können wir doch nicht einfach antworten: „Die Ursache liegt halt in den Zellen, die wollen das so." Wieso wollen denn all die Zellen dasselbe falsch machen? Wenn wir einen Sack voll Flöhe haben, dann macht jeder etwas anderes, sodass wir natürlich keine Symptome bekämen. Wenn jede Zelle etwas anderes falsch machen würde, hätte das den Zelltod zur Folge, ohne dass sich Symptome zeigen könnten.

Erlauben Sie mir zwischendurch einen kurzen Rückblick auf die Frage nach der Ursache an sich, die, wie Sie so treffend pointierten, nur eine „Zwischenursache" sein kann. Aber dennoch ist sie für den Lebens- oder so oft auch Leidensweg vieler Menschen von so zentraler Bedeutung, dass ich diesen Einschub für sehr wichtig halte.

Die Lymphe ist und bleibt das zentrale Medium, die „Drehscheibe", für die Äußerungen menschlichen Lebens, für gesunde wie kranke, körperliche und geistige Äußerungen, da sie ja alle Körperteile einschließt. Sie ist das zentrale Glied der verschiedensten ursächlichen Ketten bei Genesung ebenso wie bei Erkrankung.

Da sie ja selbst – innere – Umwelt ist, könnte man auch

sagen: Sie ist selbst nicht die Ursache, sie ist nur der Ort, der Umschlagplatz für Ursachen.

Wenn man aber beobachtet, wie sich mit LGB® und ACIDOSE-LYMPHMASSAGE oft medizinisch unheilbare, akute und chronische Krankheiten erstaunlich schnell in Richtung Heilung entwickeln, kann man sich kaum zurückhalten, die Lymphe als die zentrale Ursache anzusehen.
Dann ist es vielleicht auch einem Juristen und Philosophen möglich, die Lymphe im Komplex mit all ihren Einflüssen als Ursache für Krankheit wie für Wohlbefinden anzusehen, vielleicht auch als komplexe Hauptursache oder wenigstens als wesentliche Zwischenursache.

Praktikabel wäre das jedenfalls für die Ärzte. Möglicherweise finden wir ja noch auch für die Philosophie akzeptable Formulierungen.

Entscheidendes Medium Lymphe

Lassen Sie mich weiter drängen: Wenn ich Sie richtig verstehe, gibt es im menschlichen Körper tendenziell nur zwei Probleme:

Das eine Problem, das fundamentale, ist keines der Medizin, sondern eher eines der Theologie, das ist die Sterblichkeit. Sie sagten in einem früheren Gespräch einmal, dass der Mensch im Grunde schon mit der Zeugung zu sterben beginnt.

Das andere Problem ist die Lymphe - in grober Vereinfachung. Wann immer ich mich mit Ihnen unterhalte - ich tue es gerne und immer wieder! - taucht am Ende als Deus ex machina, als Refrain, als Clou, als wenn nicht letzte, so doch zumindest vorletzte Ursache die Lymphe auf.

Nun hält die Welt aber doch auch bei optimaler Versorgungs- und Entsorgungssituation, d. h. bei idealtypisch dünnflüssiger, transparenter, wässriger und leicht basischer Lymphe eine Fülle von Krankheitsursachen bereit, deren unangenehme Wirkung zwar durch eine gute Lymphe günstig gehemmt, aber doch nicht kausal geheilt werden kann. Denken wir an ein Virus oder einen genetischen Defekt: Der genetische Defekt als endogene Ursache, die das Individuum von Anfang an mitbringt, das Virus als Inbegriff äußerer Bedrohung, invasiven Angriffs von draußen – solcher Not ist mit der Behandlung der Lymphe doch allenfalls unterstützend beizukommen?

Anders und nochmals extrem zugespitzt gefragt: Wie will die Lymphologie als ganzheitlicher Therapieansatz den Krankheiten dieser Welt anders begegnen als letztlich durch Optimierung der logistischen Situation im Körper, durch Freimachen der Wege zu und von der Zelle?

Dazu gibt es eine Menge zu sagen, und wir haben ja schon verschiedene Krankheiten angesprochen, für deren eigentliche Ursache ich die veränderte Lymphe halte – was Sie nur teilweise akzeptieren konnten. Bleiben wir aber bei Ihren Beispielen Virus oder genetischer Defekt. Auch hier muss man sagen, es bedarf einer weiteren Voraussetzung, dass eine Symptomatik entsteht: Wenn ein Patient merkt, dass er krank geworden ist, muss das Virus zumindest in die Zelle eingedrungen sein, um sich dort zu vermehren. Um überhaupt an den Ort der Entfaltung zu gelangen, muss es durch die Lymphe hindurch – und damit sind wir schon wieder bei der Lymphe. Wenn es nicht durchkommt, wird man nicht krank, bekommt man keine Grippe, keine Hepatitis, dann bekommt man also keine Viruserkrankung. Wieder entscheidet der Zustand der Lymphe, ob der Infektion eine Erkrankung folgt oder nicht.

Zum genetischen Defekt ist zu sagen: Wenn das Individuum mit einem genetischen Defekt geboren wird und am Leben bleibt, entwickelt sich der Defekt ja erst im Laufe des Lebens. Wenn Sie also mit 30, 40 oder mehr Jahren einen genetischen Defekt als Krankheit realisieren, dann muss sich im Regelsystem des Körpers etwas geändert haben, was vielleicht nicht ohne Weiteres zu erkennen war. Aber diese Veränderung ist wiederum beeinflusst von einer verminderten Leistungsfähigkeit bzw. dem Altern von Zellen...

Entschuldigung, Herr Dr. Barth, aber Sie setzen doch eine Situation voraus, in der Sie manchmal explizit, aber fast immer implizit sagen, dass der Körper – ich überspitze ironisch – in seiner wunderbaren Einrichtung nur von der Not des Todes gezeichnet und ansonsten grundsätzlich in der Lage ist, mit schier jedem negativen Ereignis, das die Welt für ihn bereit hält, fertig zu werden, wenn nur die Lymphe als zentrales Medium und zentraler Umschlagplatz für medizinische Ereignisse jedweder Art in guter Verfassung ist. Diese all Ihre Äußerungen begleitende Botschaft ist es, die mich irritiert.

Mit dieser Irritation stehen Sie wohl nicht allein. „So einfach kann es ja wohl nicht sein", wird mir häufig entgegnet, noch öfter wohl gedacht.
Aber „so einfach" ist es tatsächlich, wenn man einen gewissen Rahmen respektiert, in welchem die Lymphe entscheidend ist.

Ich muss jetzt zugeben, dass manches möglicherweise unabhängig von der Lymphe abläuft, z. B. der Alterungsprozess, der ja – wie Sie schon andeuteten – bereits mit der Konzeption, also mit der Befruchtung einer Eizelle, beginnt. Dieses Altern hängt damit zusammen, dass wir differenzierter werden, unsere Zellen immer neue Fähigkeiten entwickeln, eine höhere, geistige Entwicklung anstreben. Im Idealfall führt dann diese geistige Verbindung mit der somatisch-körperlichen Entwicklung zu einem freien Geist mit freiem Willen. Diese ständigen Veränderungen der Zellen bedeuten auch Altern, und irgendwann ist die Zelle nicht mehr in der Lage sich zu teilen.

Gesetzt, ich trete am Morgen mit optimaler

Lymphe an, mit einer Lymphe klar wie die Ägäis, bevor es dort den Tourismus gab. Dann ernähre ich mich Tag für Tag schlecht. Im sozialmedizinischen Sinne möchte ich präzisieren, aufgrund von Armut ernähre ich mich Tag für Tag schlecht. Was vermag dann meine gute Lymphe gegen die schlechte Nahrung, die letztlich durch eine klarflüssige und höchst durchlässige Lymphe ungefiltert meine Zellen erreicht, noch auszurichten?

Jedes biologische System hat Grenzen der Belastbarkeit: Atombombe, Frost, Seveso, Müllhaldenbewohner in Chile.

Systemüberforderung, ob mechanisch, chemisch, durch Strahlen, Substratmangel oder Entzug wie Austrocknung, führt zu Krankheit, Fehlfunktion oder Zelltod. Wegen mangelnder Möglichkeiten zur Anpassung der Lymphe ist das System überfordert.

Die Lymphe ist ja immer ein Filter zur Zelle. Die Frage ist nur, wie weit dieser Filter die Umweltbelastungen optimal und schnell genug korrigiert, bevor sie zur Zelle vordringen.

Innerhalb gewisser Grenzen, die durch Erfahrung und daraus folgender Anpassung stark erweitert werden können, ist die Lymphe tatsächlich in der Lage, optimale Umweltverhältnisse für die lebendige Zelle zu schaffen. Da aber verschiedene Umwelteinflüsse auch verschiedene Bereiche des Körpers bevorzugt treffen, also z. B. Leber, Nervensystem, Blutgefäßsystem, Herz, Nieren oder Haut, führen diese auch bei Überforderung des Systems zu unterschiedlichen Krankheiten.

Falls dies nicht zum Tod des Organismus führt, kann der Schaden ausgeheilt und eine verbesserte Reaktionsweise für die nächste Attacke vorbereitet werden: Anpassung, erhöhte Widerstandskraft oder Immunisierung bilden sich heraus.

Hierbei ist immer die Lymphe die Drehscheibe, der Kampfplatz der verschiedenen Einflüsse: Schädigende oder hilfreiche Einflüsse von außen (Nahrung, Hitze, Kälte, Strahlen etc.) treffen auf eine unvorbereitete Lymphe oder auf eine vorbereitete, die den Anforderungen Entsprechendes entgegensetzt – dies alles aber nur innerhalb der individuell sehr unterschiedlichen Grenzen nach dem Prinzip: „Was mich nicht umwirft, macht mich stark".

Im medizinischen Bereich haben wir es bei Krankheiten fast immer mit den Grenzbelastungen zu tun. Entweder war die Reaktion zu schwach oder die Belastung von außen zu groß, als dass die Lymphe stabil gehalten werden konnte. Die Behandlung eines Arztes oder Therapeuten ist somit erst dann richtig, wenn er die Lymphe restituiert, so dass diese das Milieu für die betroffenen Zellen wieder optimiert.

Im Übrigen: Lymphbedingte Krankheiten sind natürlich nur solche, die über das wässrige Medium Lymphe grundsätzlich beeinflussbar sind, sowohl positiv im Sinne der Heilung, wie negativ im Sinne der Verschlechterung.
Beispielhaft sei hier nochmal erwähnt: Übermäßige Hitze oder Strahlung führen unweigerlich zu Verbrennungen, übermäßige mechanische Belastungen (einem Bulldozer widersteht keine Sehne), übermäßige chemische Einflüsse oder Kälte, Mangelzustände oder das Fehlen wichtiger Substanzen sind von der Lymphe langfristig nicht regulierbar. Es gibt also absolute

Rahmenbedingungen, außerhalb derer die Lymphe keine Chance hat, sich anzupassen und lebenserhaltend zu regulieren. Daneben gibt es sehr starke individuelle Unterschiede. Nicht jeder ist gleich veranlagt in Bezug auf Belastbarkeit und Anpassungsfähigkeit, nicht jeder ist zum Weltmeister geboren.
Ebenso wichtig für den einzelnen Menschen und insbesondere mit Folgen für unsere Gesellschaft ist das, was wir uns selbst und unserer Lymphe aufgebürdet haben. Ich erinnere an unsere moderne Vorstellung von gesunder Nahrung oder gesunder Lebensweise, die teilweise für unsere Lymphe katastrophale Folgen hat. Man wundert sich, wie weit unsere Anpassungsfähigkeit gehen kann, entgegen unseren natürlichen Anlagen.
Gerade in diesem Rahmen spielen sich jedoch ca. 90 % unserer Krankheiten und Befindensstörungen ab, mit denen wir uns im täglichen Leben und im Besonderen in der Medizin auseinandersetzen müssen. Wenn verantwortungsbewusste Internisten dann davon sprechen, dass wir Ärzte für über 90 % der Krankheiten die wahre Ursache nicht kennen, dann deswegen, weil die Lymphe als krankmachende Bedingung und besonders wichtige „Zwischenursache“ nicht gesehen wird.

Selbstverständlich sind die Rahmenbedingungen im Grenzbereich nicht eindeutig festgelegt, da die unterschiedlichen Lebensläufe auch die Rahmenbedingungen extrem verändern. Man denke an sportliches Training, Belastungen durch Krankheiten, Kriegs- oder Friedensbedingungen, Lebensraum, Klima usw.

Ich hatte allerdings eingeräumt, dass der Alterungsprozess zumindest in bestimmten Grenzen nicht über die Lymphe verhindert werden kann. Auch die Altersforschung hat ja festgestellt, dass die Teilbarkeit der Zellen des Körpers begrenzt ist. Nur eine bestimmte Anzahl von Zellteilungen sind im Laufe des Lebens möglich, das Zählwerk beginnt schon bei der Empfängnis zu laufen. Also auch das zwangsläufige Ende des Lebens ist trotz optimaler Lebensweise und Pflege der Lymphe nicht absolut zu ändern.

Interview Teil II

Die Lymphologische Ganzheitstherapie

Herr Dr. Barth, ich möchte Sie zunächst anregen, das was wir bisher besprochen haben, zusammenzufassen und vielleicht auf folgende Aspekte zuzuspitzen:

- *Die Bedeutung der Lymphe für die Diagnose von Krankheiten*
- *Die Lymphologische Ganzheitstherapie von Krankheiten*
- *Das Verhältnis der LGB zur Schul- und Komplementärmedizin*

Zum Einstieg möchte ich aus dem POTAMOS®-Leitbild zitieren:

„Auf dem Weg zu Heilung erweist sich die Lymphe als dasjenige Medium zwischen Mensch und Umwelt, in dem sich Gesundheit und Krankheit vollständig abbilden. So wie die Verfestigung der Lymphe auf systemische Störungen des Leibes hindeutet, so weist die Verflüssigung der Lymphe auf seine Gesundung hin."

Diagnose steht in der medizinischen Tradition ja vor der Therapie. Schon dieser Ansatz, glaube ich, kommt mit dem Blick auf die Lymphe wenigstens etwas ins Schwanken. Der große Unterschied zur traditionellen Diagnosestellung liegt in der Betrachtung der Lokalität: Wo tut es weh? An welcher Stelle ist die Entzündung? Wo ist etwas verändert, wie ist die Lymphe dort verändert und was hat sie verändert, oder in welchem Bezug steht die Lymphe dazu? Um die Diagnose zu stellen, fangen wir also nicht mit den Organveränderungen an, sondern mit der Lymphveränderung, die wir als Primum movens feststellen.

Es geht weiter mit Thesen: LGB – was ist in wenigen Sätzen der Kern Ihres therapeutischen Ansatzes, den Sie als „Lymphologische Ganzheitstherapie" definieren?

Grundlegende Voraussetzung ist, den Gegenstand der Lymphologie als das zentrale System der Entstehung von Krankheit anzuerkennen. Auf dieser Basis will ich Ihnen gerne erläutern, was LGB heißt:
Wir wissen, dass die gesamte Lymphe zum Bauchraum fließt. Wir sprechen vom „Hauptlymphsee Bauchraum", der unter diesem Aspekt zuerst behandelt werden muss. Mit der Behandlung des Bauchraums erzielen wir einen Effekt für den gesamten Körper, mehr oder weniger bis in die Peripherie, je nach weiteren Blockaden oder Staus. Die Therapie des Bauchraums hat Priorität, welches Organ auch betroffen sei. Insofern haben wir eine zentrale Bedeutung der Lymphe für den Gesamtkörper schon in die Therapie umgesetzt. Der Bauchraum muss in der LGB insgesamt behandelt werden, vom Nabel bis zur Wirbelsäule, vom Zwerchfell bis ins kleine Becken, und zwar ohne grundsätzliche Tabuzonen wie Nabel, Oberbauch, Solarplexus oder Leber.

Grundsätzlich gilt: Auflösen von Lymphstaus mit der Hand, wo und wie auch immer dies möglich ist zum Wohle des Patienten.

Was sind die wesentlichen Elemente der Behandlung im Ganzen? Ich denke insbesondere an das Zusammenspiel zwischen dem manuellen Eingriff des Arztes, wie Sie ihn gerade beschrieben haben, mit Ernährungslehre, gezielter Bewegung und Verabreichung von Basenpulver – wie hängt das zusammen?

Bei der Therapie muss das Ziel heißen, die Lymphe zu verflüssigen, generell oder lokal oder beides. Da der Lymphfluss ins Stocken gekommen ist – meist durch Fehlernährung, Stoffwechselstörungen, Infektionen etc. –, gehen wir hierarchisch vor:

Ernährungskorrektur bei Übersäuerung, Überlastung mit Tiermilcheiweiß, Übermaß an Zucker etc..

Möglichst **aktive Bewegung** – Muskelaktivität und Atmung sind Hauptaktivatoren der Lymphe.

Wärmetherapie in jeder Form – Wärme verflüssigt die Lymphe, auch bei Fieber.

Alkalisierung - mit Basenpulver als Weichmacher.

LGB als entscheidender und extrem schnell wirksamer Lymphverflüssiger – eine Form der passiven Bewegung.

Anschließend:
Weiterhin intensive **Alkalisierung** - mit Basenpulver zum Flüssighalten der Lymphe, damit sich die „befreiten" Zellverbände nach der LGB erholen, und zur Restabilisierung des Lymphmilieus von innen.

Individuell günstige **Ernährung** – zum Ausgleich von oft jahrzehntelangen Mangelzuständen.

Bewegung – je nach Erkrankung zunehmend aktiv und passiv.

Wärmetherapie – intermittierend nach Möglichkeit und Bedarf.

Hier in der Nachsorge, aber ebenso auch zur Vorsorge und zum Erhalt der Gesundheit sind die von Frau Rosemarie Holzer entwickelte SÄURE-FASTEN® PRAKTIK mit ACIDOSE-LYMPHMASSAGE, ACIDOSE-LYMPHGYMNASTIK und ACIDOSE-SELBSTMASSAGE sowie die ACIDOSE-NATURKÜCHE im Hause POTAMOS® ganz besonders zu empfehlen.

Verhältnis zur Schulmedizin

Man müsste bei Gelegenheit wohl einmal darüber nachdenken, ob der Begriff der Ganzheitlichkeit für diese Therapieform wirklich angemessen ist. Denn eigentlich müssten unter diesem Allgemeinbegriff alle Behandlungsmethoden erfasst werden, die geeignet sind, den Zustand der Lymphe nachhaltig zu verbessern. Weil Sie das Problem sehen, unterscheiden Sie zwischen einem Begriff der LGB in engerem und im weiterem Sinne, wenn ich mir diese Anmerkung erlauben darf?

Im naturheilkundlichen Sprachgebrauch wird der Begriff „ganzheitlich" weniger für die angewandten Maßnahmen als für den Einfluss der Therapie auf den ganzen Körper (eventuell auch der Seele) verwendet. Der Begriff steht meist im Kontrast zur schulmedizinischen Therapie einzelner Organe oder –systeme, z. B. Leber, Niere, Kreislauf, Stoffwechsel, Atmung. In diesem Sinne ist die Ganzheitlichkeit der LGB ganz zweifellos gegeben, da die Lymphe ja im ganzen Körper tiefgreifend verändert wird.
Aber auch über SÄURE-FASTEN® PRAKTIK, ACIDOSE-NATURKÜCHE, ACIDOSE-LYMPHMASSAGE, ACIDOSE-LYMPHGYMNASTIK, ACIDOSE-SELBSTMASSAGE ist immer ein ganzheitlicher Effekt zu erreichen (vgl. POTAMOS®-Schriftenreihe).

Als Einstieg in meine letzte Frage in diesem Kontext möge ebenfalls ein Zitat aus Ihrem Leitbild dienen:

„Wir erheben keinen Alleinstellungsanspruch auf Heilung. Indem wir die Lymphe als Austragungsort erwünschter und unerwünschter leiblicher Prozesse

erkennen, verstehen wir uns vielmehr als Vermittler zwischen den verschiedenen Heilwegen. Diese finden wir in einer am Ganzen des menschlichen Daseins orientierten Schulmedizin ebenso wie in der auf ganzheitliche medizinische Begleitung gerichteten ‚Alternativmedizin'."

Meine Frage lautet: Wie ist das Verhältnis der LGB zum Rest der Medizin?

In diesem Zusammenhang erinnere ich wieder an das Bild von der Drehscheibe, in welchem die Lymphe als Drehscheibe für Gesundheit und Krankheit begriffen wird. Wir haben ja schon erkannt, dass die Zellen bei ihrer Ernährung ebenso wie bei der Entsorgung abhängig sind von dieser Lymphe. Zellen und Lymphe beeinflussen sich gegenseitig. Damit haben wir eine therapeutische Einflussmöglichkeit von der Lymphe her. Und wir können mit unserer Lebensweise, also mit Ernährung, Schlaf, Bewegung, auf die Lymphe einwirken. Die Lymphe selbst ist lediglich die Drehscheibe.
Indem die Medizin Einfluss nimmt auf diese Lymphe, nimmt sie auch indirekt Einfluss auf einzelne Zellen, während diese Zellen bisher prinzipiell von der Medizin nur direkt beeinflusst wurden. Über die Zellen die Gesundheit zu erreichen, ist nur in ganz beschränktem Maße möglich, nämlich fast nur im Sinne von Blockierung. Denn wenn die Versorgung nicht stimmt, werden sich die Zellen trotz enormer Mühen von außen nur in geringem Maße positiv verändern. Das ist im Übrigen überhaupt nur möglich, weil die Zellen noch gewisse Reserven verbrauchen können, falls der Nachschub fehlt.

Meist wird bei direkter Zellbeeinflussung die Zellfunktion nur verschlechtert, was ja mit allopathischen Mitteln oftmals oder sogar meist angestrebt wird. Man blockiert Körperreaktionen, die in Wahrheit meist als Versuch einer Heilung zu deuten sind: Entzündungen, Schmerzen, Überdruck (arteriell oder im Auge) und überschießende Stoffwechselproduktion werden auf virtuelle „gesunde" Werte herunterblockiert.

Dagegen nimmt die Naturheilkunde fast regelmäßig über die Lymphe Einfluss auf die Krankheit und damit auf das Wohlbefinden. Wenn Naturheilkunde positiv wirkt, so wirkt sie fast ausschließlich über eine Aktivierung des Lymphflusses. Die Ansatzpunkte sind allerdings sehr unterschiedlich: Dauerbrause, Neuraltherapie, Homöopathie, Phytotherapie, Reflexzonenmassage, Akupunktur und deren elektrische Abkömmlinge, Akupunktmassagen ebenso wie energieübertragende Varianten, gewisse Diäten, Ausgleich von Mangelzuständen (Vitamine, Mineralien, essenzielle Aminosäuren etc.) oder andere Verfahren können nur eine Zwischenlösung sein.
Erst die volle Leistungsfähigkeit der fließenden Lymphe bringt den ersehnten Erfolg: Gesundheit und Wohlbefinden.

Ich will hinzufügen, dass auch die Schulmedizin lymphverflüssigend wirken kann, indem Blockaden (Herde, Narben, Infarzierungen, schwelende Prozesse) entfernt werden, durch Chirurgie, invasive Gefäßerweiterung, die Wiedereröffnung verlegter Kanäle.

Den Platz der Allopathie mit ihrem funktionseinschränkenden, blockierenden Ansatz sehe ich vor allem in der Notfallmedizin oder falls in Extremsituationen bestimmte Teilfunktionen das Überleben des Organismus gefährden (beispielsweise Spastik der Bronchialmuskulatur beim Asthmaanfall, welche die

Sauerstoffversorgung des Gehirns verhindert).

Bei all diesen klassischen Fachbereichen, zu denen auch Dermatologie, HNO-Heilkunde, Gynäkologie, Urologie und viele weitere Fachbereiche zählen, würde die Indikation zum Anwenden der Diagnostik kaum verändert werden. Die Therapie allerdings müsste parallel um lymphologische Diagnostik und Therapie ergänzt werden.
Die Indikation für allopathische und chirurgische Maßnahmen müsste sehr viel strenger gestellt werden und vorwiegend Notfällen oder Extremfällen vorbehalten bleiben. Sie bleibt dringend notwendig, falls die Lymphe sich nicht mehr selbst regulieren und auch mittels naturheilkundlicher oder lymphologischer Maßnahmen nicht mehr in den physiologischen Bereich zurückgeführt werden kann.

Die Homöopathie als besondere Therapieform ist eine Informationstherapie. Gerade hier erweist sich die Lymphe als besonders geeigneter, sensibler Informationsträger und -überträger in bestimmte Organbereiche mittels Resonanzphänomenen.

Ich kann Ihnen gut folgen, gerade wenn Sie die Orientierung der Schulmedizin auf nicht kausale Strategien beschreiben und sie am richtigen Ort sehen wollen.

Trotzdem beschleicht mich ein leichtes Unbehagen, wenn Sie sich über die klassische Medizin, die Schulmedizin, so kritisch äußern. Aber vielleicht ist es nur die Macht des Faktischen, die hier beeindruckt, die Größe der Apparate, die Zahl der

Berufsvertreter mit akademischen Weihen, der Umsatz der Pharmagiganten ...

Ich habe mir immer wieder Gedanken gemacht, wo die Medizin wirklich Gutes leisten könnte. Das könnte insbesondere in akuten Notfällen sein, das könnte natürlich auch in akuten Infektionszeiten sein, also immer dann, wenn die Reaktionsfähigkeit der Lymphe zu eingeschränkt ist und lymphologische oder naturheilkundliche Maßnahmen sie nicht mehr ausreichend restabilisieren können. Da müssen klassisch-medizinische Hilfsmittel eingreifen, um zumindest vorübergehend den gewünschten Zustand zu erreichen, sodass die Lymphe sich regenerieren und somit die Zelle wieder reagieren kann.
Da die Heilung im eigentlichen Sinne erst mit der Reetablierung der Zusammenarbeit von Lymphe und Zellen beginnt, müsste man als Hauptaufgabe der Schulmedizin neben der Diagnostik die „Therapie im Vorfeld der Heilung“ sehen.

Wenn ich einen Brief schreibe und der Brief enthält die rettende Botschaft, dann ist der Brief das Entscheidende. Wenn die Post ihn aber nicht befördert, kommt es auf die Information nicht mehr an.

Analog dazu hätte in einer solchen Medizin die Information den Vorrang. Die Schulmediziner würden versuchen, Briefe zu lesen und selbst welche zu schreiben, und Sie wären zuständig für die Qualität der Postwege.

Vielleicht wird so das Verhältnis von Schulmedizin und LGB deutlich?

Dieses Bild würde mir sehr gut gefallen, wenn Sie es auf Homöopathie und LGB beziehen würden.
Homöopathie als materieller Informationsträger, dem eine Information aufgeprägt wurde, ist ja wunderbar vergleichbar mit Ihrem Brief, der auf dem Papier die Information für den Adressaten enthält.
Hier sehe ich tatsächlich eine Funktion der LGB als Briefträger. Denn wenn die Lymphe nicht mehr fließt, kann auch die Homöopathie keine Wirkung zeigen, sodass bei dieser Therapie häufig Blockaden vorkommen und das richtige Mittel nicht zum Adressaten durchdringt. Die LGB ist hier natürlich sehr hilfreich und effektiv.

Für das Verhältnis Schulmedizin und LGB dagegen fällt mir ein anderer Vergleich ein:

Stellen wir uns einen Produzenten von Robotern vor, die extrem viele Funktionen ausüben können. Nun schleicht sich in der Fabrikation eine gewisse Routine ein, die dazu führt, dass ganz allmählich bestimmte Teile schlechter oder weniger präzise hergestellt werden, dass anfallende Späne nicht beseitigt werden und die Produktionswege langsam verstopfen, dass schließlich das ganze Produkt nicht mehr so gut oder sogar gar nicht mehr funktioniert. Die Firma produziert also immer mehr Abfall, der die Produktionsgassen und Verkehrswege in den Produktionsräumen verstopft. Unser imaginierter Patient landet schließlich in Extremis auf der Intensivstation. Die optimale Produktion der diversen Bereiche ist ebenso dringend notwendig wie deren optimale Zusammenarbeit.
All diese Unter-, Über- und Fehlproduktionen entsprächen beim Patienten dann den verschiedenen Symptomen. Das schlechte Ergebnis entspräche der Krankheit und dem schlechten

Befinden, dem Leistungsabfall.
Besonders massive Fehlentwicklungen in der Schulmedizin erschweren die Zusammenarbeit doch erheblich. Hierzu gehört insbesondere die Therapie des Diabetes mellitus, der eigentlich kein Zucker-, sondern ein Eiweißproblem ist. Ähnliches gilt für den arteriellen überhöhten Blutdruck, den ganzen Bereich des metabolischen Syndroms, zu dem noch Hypercholesterinämie, Arteriosklerose, Herzinfarkt und Hirnschlag gehören.
In der Orthopädie wäre das Thema Arthrosen und Bandscheibenvorfälle im Sinne der lymphologischen Erkenntnisse besonders reformbedürftig.
Hals-Nasen-Ohren-ärztlich wäre die gesamte Schleimhautproblematik neu zu überarbeiten.
Auch die Neurologie mit dem Problem der Polyneuropathie und Krankheiten des zentralen Nervensystems wie Alzheimer, Multiple Sklerose, aber auch BSE oder Multiinfarktsyndrom etc. müsste überdacht werden.
In der psychiatrischen Abteilung wäre insbesondere die Depression neu zu betrachten.

Die Infektionskrankheiten, ob bakteriell oder viral, wären unter dem Aspekt des Milieus, also der Lymphe, als Ursache einer Erkrankung zu sehen, ebenso die Hauterkrankungen.
Es gäbe also viele Felder für eine gute Zusammenarbeit, wenn sich in der Schulmedizin ein neues Nachdenken über die Krankheitsursachen im Sinne der extrazellulären Genese einstellen würde.

Ausgewählte Krankheiten

Herr Dr. Barth, lassen Sie uns das, was wir bisher besprochen haben, nochmals in Bezug auf bestimmte Krankheiten und den jeweiligen Heilungsplan genauer betrachten. Dieser Perspektivwechsel ist vielleicht geeignet, noch vorhandene Lücken zu füllen und Dunkles aufzuhellen.

Ich schlage vor, wir sprechen zunächst über Krebs, namentlich vielleicht über Brustkrebs oder Lungenkrebs, dann über Herz-Kreislauf-Erkrankungen, insbesondere das Roemheld-Syndrom, schließlich über Hautkrankheiten, vielleicht mit Blick auf Asthma.

Sind Sie einverstanden?

Krebs

Ja, es ist durchaus sinnvoll, mit Krebs anzufangen. Das Grundproblem, das ich immer im Auge hatte, war der Lymphstau, die Lymphverfestigung. Da ist der Brustkrebs der Frau ein sehr gutes Beispiel. Die Brust, die „Mamma", ist ein Bereich par excellence für Lymphstau. Die Brustdrüse der Frau ist nämlich keine große Fettmasse, wie man gelegentlich meint, sondern eine große, feste Lymphmasse, die unglücklicherweise auch kaum bewegt wird. Wir haben hier keinen Muskel, der die Lymphe aktiviert. Und diese „passive" Masse wird auch noch vom BH ruhig gehalten. Dazu kommen die Ängste der Mütter, der Frauen, aber vor allem auch der Ärzte, dass aus Druck auf die Brust Krebs entstehen könnte. Also wird dieses Organ, wird die gesamte große Lymphmasse so gut wie nicht bewegt.
Damit geraten Zellen, die existenziell abhängig sind von der Lymphbewegung, in Versorgungsnöte. Treten diese Versorgungsnöte zu massiv auf, sterben gewisse Zellnester ab – und machen dann auch kein großes Problem mehr. Zellen die absterben bemerken wir nicht.
Können sich die Zellen aber im Laufe von Monaten, möglicherweise von Jahren, an diesen chronisch schlechten Versorgungszustand anpassen, werden sie sich an ihr früheres Dasein, z. B. im Mutterleib, erinnern, als sie noch Fötalzellen waren, denn auch damals waren sie in einem Zustand schlechter Sauerstoffversorgung. Wenn die Zelle der Brustdrüse jetzt wiederum ohne Sauerstoff auskommen muss, kann sie sich wieder langsam anpassen. Die Mitochondrien – die entscheidenden Organellen für den Sauerstoffumsatz in der Zelle – werden nicht mehr beschäftigt, weil es keinen Sauerstoff gibt. Die Zelle zieht sich zurück in diesen Urzustand und versucht mit dem Zucker, den sie möglicherweise noch bekommt, zu überleben – sie wird wieder zur Fötalzelle.

Damit aber wird sie zur Krebszelle, was dem Aktivzustand einer Fötalzelle genau entspricht.

> ***Habe ich Sie richtig verstanden, dass sich Fetalzellen im Zustand permanenter Unterernährung befinden? Das hieße doch, dass ihre Entwicklungsmöglichkeiten im Mutterleib eingeschränkt wären – das kann ich mir nicht vorstellen. Bekommen die Fötalzellen in der Schwangerschaft nicht genau die Ernährung, die sie brauchen?***

Ernährung ja, Sauerstoffversorgung in der Anfangsphase noch nicht, da die Mitochondrien sich erst entwickeln bzw. ausbilden müssen. Sauerstoff hätte hier sogar toxische Auswirkungen. Der Blutkreislauf mit den roten Blutkörperchen kommt erst allmählich in Gang, wenn die Einnistung in die Schleimhaut der Gebärmutter erfolgt ist und die kindlichen Erythrozyten aus dem Blut der Mutter Sauerstoff übernehmen und Kohlensäure abgeben können.

Bis dahin verläuft die Energienutzung nur über Spaltung energiereicher Substanzen, vorwiegend Zucker. Wenn die regredierte Brustdrüsenzelle später dasselbe wieder macht, weil sie durch ihre Versorgungsnot dazu gezwungen wird, nennen wir dies ihre Entartung zur Krebszelle. Wie die Fötalzelle wird sie nur noch leben bzw. überleben und sich zu vermehren versuchen. Je näher die degenerierte Zelle dem Urzustand kommt, desto aggressiver wirkt sie dann als Krebs. Die Vorstufen sind weniger aggressiv.

> *Ich habe mir, während Sie gesprochen haben, ein paar Begriffe notiert, zunächst die „Erinnerung“. Sie sprechen so, als könnte sich die Zelle erinnern*

und auf pränatale Stadien ihrer Zellgeschichte regredieren, wie sonst nur der neurotische Patient bei Freud regredieren kann.

Ich denke, wir sind uns einig, dass es interdisziplinär außerordentlich spannend wäre, dem Vorstellungsgehalt solcher Begriffe nachzugehen. Was meinen Sie, wäre das ein Thema: „Information, Erinnerung und Regression der Zelle"?

Also ein Vergleich Krebszelle vs. neurotischer Patient wäre wirklich reizvoll und könnte interessante Ergebnisse zu Tage fördern. Wir haben ja in der Psychologie ebenfalls den Begriff der Regression, das Zurückschreiten in die Zeit des Intrauterinen, also des Vorgeburtlichen, d. h. wir schreiten zurück, regredieren, in den Mutterleib. Dieses Zurückschreiten ist hier gemeint, einfach im Sinne eines Zurückgehens in primitivere Stadien der Differenzierung. Das Zurückschreiten in der Psychologie könnte dazu durchaus interessante Parallelen liefern.

Das Erinnern hat auch noch einen interessanten materiellen Aspekt. Erinnerungen sind ja auch vom Substrat her in den Zellen festgelegt – als Substrat dienen elektronische Substanzen in den Nervenzellen. Wenn diese Zellen wegfallen, dann ist auch die Erinnerung weg. Wir können das gerne psychologisch sehen, unabhängig vom Substrat. Als Mediziner neigt man ja dazu, den materiellen Organismus etwas überzubewerten.

Ich erlaube mir den Hinweis, dass „Erinnerung" wohl an Bewusstsein, also Geist, gebunden ist, während wir im Bereich der unerwachten Natur eher von Abdrücken, Spuren oder Speichervorgängen sprechen sollten.

Aber zurück zum Thema und zur konkreten Frage: Was ist Krebs. Ist man sich in der Medizin darüber einig, dass Krebs ein Basisbegriff ist und der spezifische Krebs bloß das befallene Organ benennt?

Kann man sagen, was Krebs ist, oder täuscht die Versammlung zahlreicher Syndrome unter dem Begriff „Krebs" nur vor, dass es sich hier im Wesentlichen um dieselbe Krankheit handelt?

Wenn Sie das so verabsolutieren, dann würde ich sagen, der Basisbegriff Krebs ist sinnvoll. Ich sehe Krebs als eine Entwicklung von Zellen in eine bestimmte Richtung, die unkontrolliert ihre Grenzen überschreitet. Im Prinzip ist das in jedem Organ und in jedem Individuum, also auch bei Tieren, dasselbe. Das Spezifische, Individuelle wird ja bei dieser Erkrankung geradezu missachtet. Unterschiedlich ist dagegen der Grad der Regression in die Primitivität. Davon hängt beispielsweise ab, ob ein Krebs noch Hormone bildet oder nicht, ob er auf Hormongaben anspricht oder nicht, ob er noch drüsenähnliche Strukturen aufbaut oder nicht, ob er Schleim produziert, knöcherne Anteile aufbaut oder nicht etc.

Sowohl gutartige wie bösartige Tumoren haben eine unkontrollierte Ausdehnung, ein unkontrolliertes Wachstum, das sich aus einer Not der Zellen heraus entwickelt.

Was veranlasst die regredierende und sich an pränatale Stadien erinnernde Zelle, diese Grenze zu überschreiten?

Sie überschreitet diese einfach und gehorcht nicht mehr dem körpereigenen übergeordneten Regulationssystem. Sie sucht sich nur die Stelle, wo sie am besten wachsen kann. Wichtig ist nur das umgebende Milieu. Die Zelle wächst eben unter manchen Bedingungen besser, unter anderen schlechter. Ein wichtiger Faktor ist die Sauerstoffatmung. Sie ist reduziert. Sauerstoff ist ja für die gesunde Zelle der Energielieferant Nummer 1. Für Krebszellen ist der Sauerstoff dagegen ein massiver Störfaktor. An Stellen mit geringer Sauerstoffversorgung wird die Primitiv- oder Krebszelle in ihrem Wachstum nicht behindert, dort wächst sie besser. Und sie benötigt Zucker zum Überleben, denn die benötigte Energie bezieht sie vorwiegend aus Zucker und Kohlenhydraten.
Sie ist eine sehr zerbrechliche Zelle, nicht belastbar, immer im Grenzbereich zwischen Leben und Sterben. Nur wenn die Ernährung günstig ist, also kein Sauerstoff, aber genügend Zucker und andere lebenswichtige Stoffe vorhanden sind, kann sie leben und sich eventuell auch vermehren.

Der Tumor sucht sich somit die Nischen, in denen das Milieu für ihn stimmt. Wachstumsschübe, Stillstand und Nekrosen (meist im Tumorzentrum) wechseln ständig ab.

Das Herz

Schauen wir zum Herzen.

„Des Liebenden Herz ist angefüllt mit einem Ozean. In seinen rollenden Wogen wiegt sanft sich das All“, sagt Rumi in „Das Lied der Liebe“.

Und Jean Paul sagt: „Nicht unser Hirn, sondern unser Herz denkt den größten Gedanken. Unser Herz aber oder unsere Seele oder der Kern unserer Persönlichkeit ist ein Funke aus dem Lebenslichtmeer Gottes.“

Also vom Herzen zum „Ozean“ in „rollenden Wogen“ und zum „Lebenslichtmeer“. Es finden sich hier POTAMOS-Begriffe, wenn man so will, es rollen die Wogen im Ozean und das Meer verbindet sich mit dem Licht und dem Leben.

Was kann der Mediziner mit Poesie anfangen?

Also wenn Sie das kranke Herz lymphologisch betrachten, ist das wohl etwas anders zu bewerten, als wenn Sie das Herz poetisch oder als Bezugsorgan für psychische Funktionen sehen. Dies wird wohl in verschiedenen Kulturkreisen auch etwas unterschiedlich ausfallen. Sie haben ja das Herz als Bezugsorgan für Liebe, Empfindung, Seele oder Kern unserer Persönlichkeit, als „Funken aus dem Lebenslichtmeer Gottes“, schon angesprochen. In verschiedenen Kulturkreisen werden Transzendenz, Empfindung oder auch einfach das Gefühl dem Herzen zugeordnet. Ich denke auch an das Chakra des Herzens.

Das Organ Herz sehe ich nicht so sehr unter dem Begriff des Psychischen wie „Es bricht mir das Herz, wenn ...“. Wenn in unserer Kultur sogar das Unterbewusstsein als solches, im Positiven wie im Negativen, auf das Herz statt auf den ganz in der Nähe liegenden Solarplexus bezogen wird, dann zeigt das, dass im Laufe unserer kulturellen Entwicklung die Räume rund um das Herz allmählich diesem allein zugeordnet wurden.

Lymphologisch ist dies sehr verständlich, da der Solarplexus gewissermaßen die materielle Zentrale für psychisches Befinden ist: Die Nerven des Bauchraums – das so genannte Bauchhirn – steuern und regulieren die vegetativen, dem Bewusstsein nicht unterliegenden Organe. Andererseits zentriert sich auch das Befinden, ob Wohlbefinden oder Übelkeit, im oberen Bauchraum, im Bereich des Epigastriums, der Magengrube. Dort und darum herum in Richtung Peripherie empfinden auch die meisten Menschen jenes Bedrücktsein, das wir mit dem medizinischen Fachwort „deprimiert“ bezeichnen. Dieser im Oberbauch empfundene Druck hat als organisches Substrat nichts anderes als den Lymphstau, der die Zentrale dieser vegetativen Nerven, nämlich den Solarplexus, „unter Druck setzt“.

Das Herz liegt genau in diesem Raum, übrigens ebenso wie der Magen, sodass es nicht verwundert, wenn in unserem Kulturkreis in der Psychologie auch der Magen als psychosomatisches Organ einiges Ansehen genießt.

Am Herzen verspüren wir, wenn die Psyche unter Druck steht, häufig Rhythmusstörungen im Sinne von Herzjagen oder Herzstolpern, einem Aussetzen von Herzschlägen. Dieser ganz enge Bezug zwischen Herz und psychischer Situation wird allerdings nur selten in Betracht gezogen. Das Herz wird mehr für Höhenflüge der Psyche herangezogen, also mehr im Sinne von Herzflattern bei erwachender Liebe, während der Magen eher für die Depression herhalten muss.

In Wirklichkeit sind die Stauungen im Solarplexusbereich in beiden Organen wirksam, es sind Stauungen im lymphatischen Bereich, die sich aus dem Bauchraum in den Brustraum, zum Herzen hin ausbreiten. Der Verursacher ist wiederum nicht das einzelne Organ, sondern die Lymphe. Sie erzeugt bei Stauungen am Magen eben eine gewisse Appetitlosigkeit, die sich bis zum Erbrechen steigern kann, sie verursacht am Herzen Rhythmusstörungen oder auch Schwächeerscheinungen, die sich bei Blutrückstau in die Lunge als Atemnot zeigen können und so dem Betroffenen ins Bewusstsein treten. Den Lymphstau als solchen nehmen wir nicht bewusst wahr, auch weil unsere Medizin dafür keinen Blick und keine Muster hat.
Das Empfinden der Patienten täuscht sie allerdings nicht, denn sie sprechen von Druck im Oberbauch, Druck in der Brust oder auch hinter dem Brustbein, wenn dort organische oder eben auch psychische Störungen auftreten.

Dieser Druck kann hinter dem Brustbein ansteigen bis zum Hals, wo er dann als „Kloßgefühl“ wahrgenommen wird, ohne dass ein anatomisches Substrat vorliegt. Das „Kloßgefühl“ wird medizinisch als psychisch bewertet, obgleich häufig ein gewisser Bezug zu Herzschwäche hergestellt und damit zumindest ein organischer Bezug nicht ausgeschlossen wird. Man sieht aber das „Kloßgefühl“ in der Regel als psychische Folge einer organischen Herzschwäche.

Die Patienten selbst suchen das Problem eher auf der organischen Seite, z. B. bei der Schilddrüse. Da die Schilddrüse meis-

tens ebenfalls unter Stau steht und dann häufig Zysten bildet, tendieren sie dazu, diese operieren zu lassen.
Dass der ganze Bereich vom Magen bis zum Hals der Psyche zugeordnet wird, ist auch im lymphologischen Sinne stimmig, weil das Zentrum der vegetativen Nerven, der Solarplexus, auch unser psychisches Befinden reflektiert und diese Nerven bei Lymphstau in ihrer Funktion entsprechend eingeschränkt sind.

Diese Einschränkung äußert sich auch eindeutig im seit vielen Jahrzehnten bekannten Roemheld-Syndrom:

Vermehrte Magenprobleme führen sehr häufig eben auch zu Herzproblemen. Anatomisch lässt sich das nicht erklären, weil keinerlei Verbindung zwischen Herz und Magen besteht. Das Herz ist ein Organ des Brustraums und der Magen eines des Bauchraums, die Nervenbahnen wie die Blutbahnen laufen völlig getrennt. Trotzdem ist ein Bezug zwischen beiden nicht zu übersehen – erklärbar nur über den gemeinsamen Lymphstau.

So befürchtet man beispielsweise beim Bekämpfen von gelegentlichem Blut-Erbrechen aus dem Magen – was allein schon sehr gefahrvoll ist – auch ein Problem des Herzens, z. B. einen Herzinfarkt, als drohende zukünftige Erkrankung. Solche Fälle sind aus lymphologischer Sicht nicht verwunderlich, und wir haben erlebt, dass nach Magenblutungen ein schwerer Herzinfarkt das Leben beendete. Aus klassisch-medizinischer Sicht kann man hier keine direkten Bezüge feststellen.
Die beim Roehmheld-Syndrom ursprünglich vermutete Gasansammlung im Oberbauch als Ursache für Herzbeschwerden ist mit Sicherheit nicht ausreichend.

Dasselbe gilt übrigens auch für die überraschenden Todesfälle von Sportlern während der sportlichen Aktivität, die bei Voruntersuchungen keinerlei Herzprobleme erkennen ließen. Auch dies erklärt sich lymphologisch relativ leicht und wird klassisch-medizinisch ein Rätsel bleiben, solange der gastro-kardiale Symptomenkomplex, das Roemheld-Syndrom, nicht als Lymphsyndrom gesehen wird.

Bisher nicht angesprochen haben wir einen anderen wichtigen Bereich des Herzens, die Blutgefäße. Hoher Blutdruck, Arteriosklerose, Herzinfarkt, Hirnschläge und all diese Erkrankungen haben doch eine große Bedeutung, sowohl in der Häufigkeit ihres Auftretens, als auch in der Meinung der Patienten, dass gerade dieser Bereich zuständig sei für ein langes, gesundes Leben. Auch psychologisch ist dieser Bereich im Blick der Patienten.

Ich möchte wenigstens darauf hinweisen, dass sowohl die Arteriosklerose, als auch der hohe Blutdruck, als auch Hirnschläge und Herzinfarkte eindeutige Lymphgeschehen sind. Auch hier spielt wieder der Bauchraum eine entscheidende Rolle, da der Hauptlymphsee der Bauchraum ist. Hiermit sind wir wieder ganz nah am Thema Ernährung. Darm und Verdauung nehmen einen enormen Einfluss auf die Lymphe. Es besteht also ein sehr enger Bezug zwischen Ernährung und gerade diesen so weit verbreiteten Erkrankungen des Herz-Kreislauf-Systems. Und wieder spielt die Lymphe als „Drehscheibe“ die entscheidende Rolle, entscheidet, an welchem Ort und zu welcher Zeit sich die Erkrankung äußern wird.

Ihre Ausführungen insbesondere zu den Herz-Kreislauf-Erkrankungen überraschen mich, weil doch nach allgemein verbreiteter und herrschender Auffassung die Fette, das böse Cholesterin, für den

Herzinfarkt ursächlich sind ...

Diese Frage beantworte ich mit Freude, denn dies ist das tägliche Brot der Ärzte und ein großes Missverständnis unserer Medizin. Sie ist bis jetzt immer davon ausgegangen, dass Arteriosklerose – oder sagen wir einfach: Verkalkungen, Verkrampfungen der Gefäße, Erstarrung usw. – von innen, von der Blutseite her verursacht würden, etwa aufgrund von höherem Druck, Blutfett oder Kochsalz, Zucker usw. Auch die Ursache von Krampfadern – aufgrund des höheren Drucks auf die schwache Venenwand – sei im Venendruck zu suchen.
Tatsächlich ist es umgekehrt: Die Versorgung dieser Gefäße, der Venen wie der Arterien, findet nicht von innen, sondern von außen statt, insbesondere über die Lymphe. Und wenn diese Lymphe stagniert, verfestigt sie sich. Diese Verfestigung um die Gefäße herum ist das entscheidende Problem:
Um die kranken arteriellen oder venösen Gefäße herum findet sich immer eine Verhärtung – sie ist aber die Ursache von Gefäßveränderungen, nicht deren Folge. Die Lymphe ist der eigentliche Verursacher für all diese Erkrankungen einschließlich der totalen Blockade eines Gefäßes mit Herzinfarkt usw. So ist auch ohne Weiteres erklärbar, dass sich direkt neben einem kranken ein gesunder Gefäßteil befindet. Wenn das Problem von innen entstehen würde, könnte das kaum der Fall sein. Es ist dasselbe bei der Arteriosklerose wie bei den Varizen.

Wie erklären Sie das?

Außen um das Gefäß herum haben sich im Anfangsstadium solcher Erkrankungen Lymphstaus mit entsprechenden Versorgungsstörungen entwickelt. Diese führen zu weiteren Verfestigungen bis zu deutlichen Verhärtungen, was die Versorgung

dieses Bereichs weiter einschränkt. Ein in der Nähe liegendes Gefäß wird zwangsläufig in diese Problematik mit einbezogen, da ein Blutgefäß nicht von innen, aus dem Blut, sondern von außen aus dem Gewebe mit den entsprechenden feineren Gefäßen versorgt wird.
Je dichter also die Lymphe um das Gefäß herum geworden ist, um so schlechter wird die Gefäßwand auf dieser Seite des Gefäßes versorgt. Das Gewebe auf der anderen Seite hat möglicherweise einen völlig anderen Lymphfluss. Dies erklärt, dass wir Varizen vorwiegend im Oberschenkelbereich haben, wo ja der Druck im Gefäßinnenraum nicht so hoch ist wie unten im Knöchelbereich. Vom Venendruck her ist auch nicht zu erklären, warum sich gerade hier eine Varize ausbildet und genau daneben oder auf der anderen Seite der Vene die Wand völlig in Ordnung ist. Das Gleiche lässt sich für die Arteriosklerose ausführen.

Ich möchte noch hinzufügen, dass dieses Problem nicht nur bei den Blutgefäßen wie Venen, Arterien und auch Hämorrhoiden besteht, sondern in allen Hohlorganen des Körpers, insbesondere im Darm. Erkrankungen wie Morbus Crohn oder Colitis ulcerosa sind ebenfalls nicht durch den Darminhalt verursacht, obgleich dieser ständig mit Antibiotika und Ähnlichem für die Therapie herhalten muss. Da eindeutig das umgebende Gewebe die Erkrankung verursacht, kann an einer Stelle der Darm schwer erkrankt sein mit entsprechender Geschwürbildung, Blutung, Abstoßung der Schleimhaut etc., und auf der gegenüberliegenden Seite ist ein völlig normaler gesunder Darm zu finden.

Das würde jetzt aus lymphologischer Sicht bedeuten, dass bestimmte Abschnitte desselben Gefäßes wegen hoch viskoser Lymphe mangelernährt sind, während andere Gefäßbereiche von dünnflüssiger Lymphe umspült und damit gut versorgt werden?

Genau so ist es. Und natürlich müsste die Therapie ebenfalls über die Lymphe erfolgen und nicht, wie es ständig geschieht, über die Beeinflussung des Blutes oder im Falle des Darmes über den Darminhalt.

Die Haut

Jetzt würde ich gerne auf die Haut zu sprechen kommen. Die Haut ist, glaube ich, ein Organ. Ich würde mit Ihnen in diesem Zusammenhang am liebsten über Neurodermitis sprechen, weil ich hier ja biographisch etwas beitragen kann: Vor vielen Jahren hatten Sie bei mir, der ich 10 Jahre lang an einem atopischen Exanthem gelitten hatte, innerhalb einer halben Stunde die Tür zur Heilung aufgestoßen, die gerade einmal sechs Wochen beanspruchte. Sie hatten mir damals geraten, aus meiner Ernährung die Milch zu entfernen, Basenpulver zu nehmen, mich möglichst basisch zu ernähren und viel zu bewegen. Das war der Schlüssel. Deshalb bitte ich Sie zunächst um ein paar Worte zum Thema Neurodermitis.

Die Haut als Organ ist wiederum ganz entscheidend abhängig von der Lymphe. Sie hat sogar ein besonderes Problem, weil sie randständig ist.
Die randständigen Zellen, die Epithelien, sind oberflächliche Zellen, die, wenn wir sie uns als Würfel vorstellen, nur an 5 Seiten versorgt werden, weil sie nur an 5 von 6 Seiten von Lymphe umflossen werden.
Die Haut ist aber vor allem ein ganz wesentliches Entsorgungsorgan, indem sie ständig Talg, Schweiß und Horn produziert und letzteres abstößt.

Die Haut wird häufig und dann vermehrt beansprucht, wenn viel auszuscheiden ist, wenn die eigentlichen Ausscheidungsorgane wie Niere und Leber nicht optimal oder nicht ausreichend arbeiten. Übrigens: die Lunge gehört auch noch dazu. Insbesondere bei schwer zu verarbeitenden Schadstoffen wird die Haut in die Entsorgung einbezogen.

Was wir über die Haut ausscheiden, lässt sich im Haar relativ gut nachweisen. Haare und Nägel sind ja auch Hautformen. Zusammen mit Organen wie Schweißdrüsen, Talgdrüsen, Duftdrüsen bildet die Haut ein sehr großflächiges Organ von 1,5-2 qm. Dennoch kann sie nur bis zu einem gewissen Grad bei der Entsorgung mithelfen. Wird sie überfordert, muss sie sich selbst entsorgen, und es entstehen wieder neue Krankheiten, je nachdem, wodurch sie überfordert ist.

Hierzu gehört zum Beispiel die Atopie oder die Neurodermitis, die Juckreiz verursacht und die Haut vergröbert.

Wie Sie selbst erfahren haben, regelt sich das wieder, wenn der Nachschub von Schadstoffen von innen – vor allem durch die Tiermilch – endet. Bei atopischen Erkrankungen kommen die Schadstoffe von außen, was zu ähnlichen Symptomen führen kann.

Beim Stichwort Juckreiz möchte ich noch darauf hinweisen, dass die Haut auch eine besondere Bedeutung als Depotorgan hat und bei Überlastung mit bestimmten Stoffen uns durch Juckreiz auffordert, das Depot zu entlasten. Wir folgen dieser Aufforderung dann meist, indem wir kratzen oder reiben, was durchaus sinnvoll ist.

Die Haut wird vor allem als Depotorgan genutzt, weil sie diesbezüglich eine hohe Toleranz besitzt und die Lebensqualität des

Individuums nicht sehr gestört wird. Anders wäre dies bei Einlagerungen etwa im Gehirn, am Herzen oder in der Lunge ...

In diesen Zusammenhang gehört wahrscheinlich auch „Asthma"?

Ich danke für diese Anregung. Wenn der Lymphstau besonders stark ist – und das ist meist im Oberkörper der Fall, seltener im Unterkörper, im unteren Bauchbereich und im Bereich der Beine – und über die Haut nicht mehr ausreichend ausgeschieden werden kann, dann funktioniert meistens die Ausscheidung insgesamt nicht mehr genügend.

Die zähe, visköse Lymphe im Bauchraum wird dann nach oben, also in Richtung Herz-Lunge, ins Mediastinum ausweichen. Höchstwahrscheinlich werden dann die Bronchien belastet, es treten Versorgungsstörungen der Bronchialmuskulatur auf und die Bronchien verkrampfen sich.
Die Hautkrankheit bleibt dann gewissermaßen im Körper stecken, was auch medizinisch als ungünstig angesehen wird.

Interview Teil III

Stolz und Vorurteil

Im dritten Abschnitt unserer Interviewserie möchte ich Sie, Herr Dr. Barth, gerne mit einigen Zitaten konfrontieren und Sie bitten, darauf kurz und bündig zu antworten. Sind Sie einverstanden?

Nur zu!

Als wohlwollender Kritiker und begeisterter Patient habe ich mir eine kleine Frechheit ausgesucht:

„Man sollte niemals zum Arzt gehen ohne zu wissen, was dessen Lieblingsdiagnose ist“, soll Henry Fielding einmal gesagt haben. Kann es sein, dass gerade der schöpferische und unabhängige Arzt Gefahr läuft, sich zu überschätzen?

Das wäre kein Wunder ... Ich fürchte, das ist bei mir wie auch bei vielen Kollegen der Fall, zumindest in diesem Sinne: Wenn man zum Chirurgen geht, bekommt man irgendetwas operiert und wenn man zum Kardiologen geht, erhält man ein Herzmedikament. Vor kurzem hatte ich einen Patienten, der ging zum Pneumologen, weil er meinte, eine veränderte Lunge zu haben. Als er zurück zu mir kam, hatte er trotz seiner vielen Lungen-/Bronchialmedikamente immer noch Atemnot. Ich stellte dann einen extrem schnellen Puls fest – weder der Blutdruck, noch der Puls waren beim Lungenfacharzt überprüft worden.

Das ist ein Beispiel aus der klassischen Medizin. Auf der anderen Seite gibt es natürlich bei mir den Hang, alles von der Lymphseite her zu sehen. Tatsächlich gibt es aber, wie ich hoffentlich deutlich machen konnte, einen hohen Bedarf an lymphologischer Behandlung, weil die Lymphe bisher so gut wie nicht beachtet wurde. Ich sehe wirklich fast nur noch Patienten, die Lymphprobleme haben. Wenn die Behandlung der Lymphe eines Tages selbstverständlich geworden ist, werden andere Bereiche nicht mehr überbewertet werden – dann nimmt vielleicht auch bei mir die Lymphologie einen anderen Platz ein. Das Ganze wird sich dann auf ein vernünftiges Maß einspielen.

Krieg und Frieden

Ich komme zu einem Lieblingsthema vieler Medizinkritiker, über das wir uns schon sehr lebhaft unterhalten haben. Es soll auch mit einem Zitat vorbereitet werden, das von einem Ihnen vielleicht bekannten Kollegen stammt, der durch viele populärwissenschaftliche medizinische Ratgeber aufgefallen ist. Er schreibt:

„Die heutige medizinische Behandlung ist eine Kriegführung gegen „Keime und Viren“. Die alte war ein Austreiben des bösen Geistes und des Teufels, die angeblich von dem Körper Besitz ergriffen hatten. Beide richten sich gegen eingebildete Feinde. Das aktuelle Ergebnis ist Krieg gegen unseren Körper und seine Zerstörung, obgleich seine Verbesserung gesucht wird!“, sagt Dr. Herbert M. Shelton.

Lassen Sie uns über Paradigmen und leitende Bilder in der Medizin sprechen. Es ist im Laufe unseres Gesprächs ja deutlich geworden, dass das weiche Wasser, das Meerwasser, das ursprüngliche Wasser, und auch die Bewegung, die Bewegung der Lymphe, die Bewegung der Lymphe mittels der Muskelpumpe, dass also das Wasser und die Bewegung zentrale Bilder in Ihrer Medizin sind.

Mir fiel in gemeinsamen Gesprächen mit Frau Holzer und Ihnen wiederholt auf, dass sich mit der Vorstellung des Wassers bei Ihnen mehr verbindet als die eines Mediums, das notwendig ist, um die Zelle mit dem Rest der Welt zu verbinden.

Das Thema „Wasser“ ist ein ganz besonders schönes, weil ich es für mich in seiner Bedeutung neu entdeckt habe. Interessant ist das Wasser zum einen, weil es in unserem Körper als Lymphe gewissermaßen den Gegenpol vertritt zur Gesamtheit der Zellen des Makroorganismus Mensch und weil es gleichwertig mit den Zellen für unsere Heilung ganz entscheidend ist.

Andererseits sage ich: Das Wasser ist ein besonderer Saft. Das Blut ist wohl auch ein besonderer Saft und die Lymphe auch, aber entscheidend ist immer das Wasser. Das Wasser hat aufgrund seiner ernormen Spannung zwischen den Polen Verfestigung und Gasform ganz besondere Fähigkeiten. Bezüglich der Lymphe finden wir es in unserem Leitbild zwischen „Pneuma“ und „Starre“. Wir haben das beim Wasser in der Spanne zwischen 0 °C und 100 °C, also zwischen dem Vereisen und dem Verdampfen. Diese Spannbreite ist übrigens nicht gleichmäßig, denn bei bestimmten graduellen Temperaturschritten werden unterschiedliche Wärmemengen frei. Die Grade verlaufen beim Erhitzen und Abkühlen also nicht ganz linear. Dieser besondere Saft hat auch die Tendenz, nicht zu frieren, nicht zu erstarren, versucht sozusagen das Erstarren – wie das Verdampfen – zu vermeiden. Wie unser Leben versucht er innerhalb einer gewissen Breite zu bleiben.

Wasser hat eine andere wichtige Fähigkeit, nämlich Muster aufzugreifen, quasi zu erinnern. Ich kenne keinen anderen Saft, der so viele gestalterisch formende Möglichkeiten bietet wie das Wasser. Man denke allein an die Eisblumen im Winter am Fenster oder an die enormen Veränderungen, die sich ähnlich wesenhaften Gestalten im Wassertropfen ergeben, wenn sie aus bestimmten Bereichen entnommen und sichtbar gemacht werden können, wie dies Frau Ruth Kübler aus Stuttgart mit ihrer Dunkelfeldmethode in den letzten Jahrzehnten möglich gemacht hat. Die Cluster-Bildung des Wassers wurde auch für Diagnostik und Therapieverfahren nutzbar gemacht.

Das Wasser liegt als einziges Molekül auch in flüssiger Form als Kristall vor und hat in seiner kristallisierten Klarheit und molekularen Ordnung eine besondere Fähigkeit im Zusammenspiel mit anderen Substanzen, aber auch mit Geist und Information.

Für mich und Frau Holzer ist die Lymphe die Drehscheibe, wo sich Innenwelt und Außenwelt treffen, von wo aus wesentliche Steuerungsprozesse möglich werden. Darüber hinaus ist das Wasser und die Lymphe für uns auch das Element, das die Verbindung über die Materie hinaus herstellt in einen Bereich jenseits unseres Horizonts, ins Jenseitige, das Seelische, das Geistige, das Transzendente.

Das Wasser bietet uns aber gleichzeitig auch die Chance, „Geistiges“ in materielle Formen zu bringen, also das Geistige in der Materie sichtbar zu machen, z. B. in Krankheit, genauso aber auch in Gesundheit. Deshalb können wir geistige Einflüsse zur Gesundung nutzen, ebenso können sich auch körperliche Erkrankungen in geistige Störungen wenden.

Das Wasser der Lymphe ist gewissermaßen der Flughafen, der Landeplatz für die Seele, der diese mit dem körperlichen, materiellen Anteil unseres Seins verbindet.

Die Information, die vorhin schon bei in Regression

befindlichen Zellen aufgetaucht war, tritt jetzt im Kontext des Mediums, des besonderen Saftes, der Lymphe und des Wassers erneut auf. Ich fühle mich hier an eine überwiegend populärwissenschaftlich oder parawissenschaftlich geführte Diskussion über „informiertes Wasser" und allerlei seltsame Literatur erinnert. Da ich mich mit diesem Thema allerdings nie eingehend beschäftigt habe, kann ich nur „ins Blaue" fragen: Gibt es sinnvolle Untersuchungen oder Gedanken zu der Frage, ob Wasser unmittelbar Informationsträger sein kann?

Soweit ich weiß, ist es auch physikalisch nachweisbar, dass also bestimmte Cluster und Klone von Wassermolekülen ohne Weiteres bestimmte Ausdrucksformen festlegen können. Aber unabhängig davon hat das Wasser bestimmt mehr Möglichkeiten, als wir überhaupt ahnen. Wie ich schon sagte, ist für mich das Wasser das Medium, das über unseren Horizont hinausweist. Und es hat bestimmt auch Fähigkeiten jenseits des Horizonts, die wir noch nicht kennen. Vielleicht erkennen wir früher oder später Dinge, an die wir heute noch nicht einmal denken. Ich bin hier durchaus offen. Es gibt physikalische Hinweise, die diese Besonderheit des Wassers klären oder darstellen können. Übrigens denke ich, dass mit größter Wahrscheinlichkeit auch auf die Lymphe Einflüsse von jenseits des Horizonts treffen.

Das klingt nach Schlusswort ... Ich wollte aber, bevor wir unser Gespräch - einstweilen! – beenden, Sie noch zu ein paar Aussagen im Leitbild befragen.

Ich darf abermals zitieren:

„Wir wissen, dass wir als Teil eines politischen und ökonomischen Gesamtsystems auf Grenzen stoßen und selbst begrenzt sind. Wir wollen jedoch diese Grenzen ohne Anmaßung und den Irrglauben, dass das Leben je verfügbar sein könnte, bewusst überschreiten. Für solche Grenzüberschreitungen benötigen wir gleichermaßen Mut und Demut. Diesen Tugenden entspricht die Fähigkeit zur kritischen Intervention und die Kraft der Geduld."

Es geht mir um den Begriff der Grenzüberscheitung, es interessiert mich, wo Sie, mit Frau Holzer, mit Ihren Mitarbeitern, mit Ihren Ihnen freundschaftlich oder kollegial verbundenen Partnern, auch mit Ihren Patienten – wo Sie Grenzen überschreiten.

Ich danke Ihnen, dass Sie das Thema jetzt ansprechen, nachdem ich schon angedeutet habe, dass das Wasser die Grenzen überschreitet. Ich muss selbstverständlich während der Therapie und in Gedanken die Grenzen überschreiten; wir tun das jeden Tag. Fangen wir bei den Patienten an: Es gibt ja sehr unterschiedliche Patienten, solche, die einfach nur den Schmerz weghaben wollen oder eine Krampfader oder ... oder ...

Da sich die Lymphe ja im ganzen Körper findet, kann ich niemals nur einen kleinen Bereich allein behandeln, sondern nehme immer auch Einfluss auf den gesamten Körper. Also selbst wenn wir wollten, könnten wir nicht völlig symptomatisch arbeiten. Wir könnten nicht nur ein einzelnes Symptom beseitigen ohne jeden Einfluss auf weitere Bereiche. Aber auch die Tatsache, dass Beschwerden zurückkommen, nachdem sie erfolgreich beseitigt wurden, weist darauf hin, dass eine Krankheit oder ein Symptom auf einer breiteren Ebene angegangen werden muss.

Auch die Neurologie gibt Hinweise in diese Richtung:

Ich denke an den ursprünglich rein somatisch, also körperlich, gesehenen Bereich der Krankheiten im zentralen Nervensystem wie M. Alzheimer, M. Parkinson, arteriosklerotischer Gehirnabbau oder auch die Multiple Sklerose. Über diesen Bereich, in dem die Krankheiten erst lymphologisch erfolgreich zu therapieren sind, bekommen wir einen wichtigen Hinweis, dass wir Krankheiten im eigentlichen Sinne selbst nicht heilen können.

Denn erstens muss es der Patient selbst wollen, und zweitens kommt die Heilung aus ihm heraus. Wir können ihm aber helfen, wir können ihn hinführen in eine Situation, in der er wesentliche Teile seines Lebenslaufes neu überdenkt und in neue Bahnen ausrichtet. Wir gehen also wesentlich weiter, als eben nur eine Krankheit zu behandeln, eine Lebererkrankung, eine Blutdruckerkrankung, eine Herzerkrankung. Wir verschaffen einem Patienten sozusagen die Möglichkeit, sich selbst, seinen Lebensstil neu zu orientieren.

Das ist ein ganz entscheidender Schritt, der medizinisch so nicht gesehen wird, sogar kaum in der Psychologie. Aber dem Patienten die Möglichkeit zu schaffen, wirklich wieder selbst, aus sich heraus frei zu werden, sein Leben wieder ausrichten zu können, das ist eine massive Grenzüberschreitung im Sinne der Medizin – und eine besonders erfreuliche.

Außerdem: Wenn wir zumindest gedanklich mit einbeziehen,

wie die Lymphe und über die Lymphe die Zellen uns als Makroorganismus beeinflussen, diese aber aus einem Bereich kommen, der jenseits unseres Horizontes liegt, dann haben wir ebenfalls an einer Grenzüberschreitung teil – und das geschieht ja immer wieder. Daran denken wir im Hintergrund ständig, vor allem, wenn es schwierig ist, einer Krankheit näher zu treten oder sie voranzutreiben, wo wir zwar äußere Ursachen, z. B. die Lymphverfestigung, mechanisch oder sonstwie verändern, wir aber immer wieder den Eindruck bekommen, dass da Dinge wie Geistig-Seelisches eine große Rolle spielen.

Unseren Mitarbeitern versuchen wir das ebenfalls näher zu bringen, ohne hier einen Zwang auszuüben. Der eine Mitarbeiter oder die andere Mitarbeiterin kommt ganz selbstverständlich auf den Gedanken, manches anders zu machen in seinem/ihrem Leben, etwa das Verhalten zu den Kindern, zur Partnerin bzw. zum Partner zu ändern. In Demut dann zu erkennen, dass da etwas Größeres existiert und wirkt, das die Dinge in neue Wege leitet und lenkt, die davor unerkannt hinter dem Horizont lagen, das ist nicht ausgeschlossen ...

Geist und Leben

Vielleicht ein kühner Gedanke, Herr Dr. Barth, während Sie so sprachen, reifte in mir eine Formel, die sich etwa so anhört: Die LGB verhält sich zur Schulmedizin wie Montessori zur Schulpädagogik.

Es gibt ja eine herrschende, invasive und im Innern aggressive Pädagogik, die von der Begierde nach Gestaltung des jungen Menschen geleitet ist, der eine friedliche Pädagogik gegenübersteht, die weiß, dass der Geist letztlich sowieso nur dort weht, wo er will. Diese Pädagogik beschränkt sich darauf, günstige Bedingungen für das Geisteswehen herzustellen und den Kindern gewissermaßen beim Aufräumen und Lüften der Zimmer beizustehen, um so das Anwehen von Geist ein wenig zu fördern ...

Ich denke, es ist weit, aber vielleicht nicht zu weit hergeholt, wenn ich Ihre Medizin mit dieser humanen Pädagogik vergleiche. Auch Sie versuchen, ihren Patienten gewissermaßen beim Aufräumen zu helfen, also bei der Klärung des Lebenswassers, in dem sie schwimmen, damit sich die Lebenskraft, die jenseits allen medizinischen Zugriffs immer schon wirkt, im Sinne von Vitalität, Lebensfreude und Selbstheilungskraft im Leib entfalten kann.

Im Leitbild ist auch von Kongruenz die Rede, also von der Übereinstimmung von Innen und Außen, von Überzeugung und Botschaft. Ich zitiere nochmals daraus:

„An diesem Leitbild wollen wir unser strategisches und alltägliches Handeln ausrichten. Dabei wollen wir uns in dem Sinne kongruent verhalten, dass wir das Institut nach innen in demselben Geist organisieren und führen, den wir nach außen kommunizieren."

Kommt es vor, dass Sie Wasser predigen und Wein trinken?

Also grundsätzlich muss man natürlich mal sagen, dass auch wir nur Menschen sind wie alle anderen und dass Menschen Sünden begehen und dass wir sündhaft sind wie alle anderen auch. Aber ich meine, dass das Wunder des Wassers und die Faszination der Lymphe, die wir immer wieder bedenken, und auch die Anregungen von Patienten, sagen wir mal, uns daran hindern, von unserem Weg abzuweichen. Natürlich gibt es Phasen, wo wir schon mal etwas tun, was wir eigentlich vermeiden sollten, mal in die eine oder andere Versuchung hineinrutschen, aber wir akzeptieren dann gerne die gerechte Strafe, die folgt. Ich denke, das sind entscheidende Schritte der Erkenntnis. Ohne die „Sünde", ohne Fehlverhalten und Irrtum gibt es keinen richtigen Fortschritt, wir können den Lebensweg nicht geradeaus gehen ohne Abweichungen.

Danke für das offene Wort. Aber trotzdem die Frage: Wann haben Sie die letzte Sahnetorte gegessen?

Da muss ich schon sehr überlegen, das ist schon sehr lange her. Es kann sein, dass wir mal Torte essen, in welcher, trotz gegenteiliger Versicherung, Crème oder so etwas drin ist. Aber das kommt wirklich sehr, sehr selten vor ... Und Schwarzwälder Kirschtorte kriegen wir inzwischen ohne Sahne hin. Es gab da wohl Probleme, sie so herzustellen, dass sie genauso schmeckt wie die „echte“, die sind aber inzwischen weitgehend gelöst.

Es ist sinnvoll und üblich, dass derjenige, der gefragt wird, auch das Recht auf das Schlusswort hat. In diesem Gespräch möchte ich daher nur das vorletzte Wort haben, indem ich zum letzten Mal aus dem Leitbild zitiere. Da steht ziemlich am Ende:

„Das Institut ist nicht fertig, sondern im Fluss. Alle Mitglieder, Freunde und Partner des Instituts stehen in der Offenheit eines Prozesses, den wir durch Achtsamkeit und Gelassenheit erhalten wollen.“

Ich möchte dieses Zitat verbinden mit dem Wunsch, der Hoffnung und den besten Wünschen auch an Frau Holzer, dass es Ihnen beiden gelingt, diese Gelassenheit, die Sie in den letzten Jahren ganz sicherlich gezeigt haben, zu bewahren, nicht nur im eigenen Interesse, sondern auch im Interesse Ihrer Patienten und all derer, die noch Ihre Patienten sein werden, und auch Ihrer Kollegen, die noch viel zu wenig von Ihnen wissen.

Danke für das Gespräch.

Ich danke Ihnen besonders für diese schöne Zusammenfassung. Was vielleicht noch fehlt, ist der Dank an Sie persönlich, weil Sie ja die Führung durch dieses nicht ganz einfache Thema in großartiger Weise gestaltet haben, die mir, Ihnen und vielleicht auch den Lesern Freude gemacht hat, zumal es ein Thema ist, das weiterführt. Es ist mit Sicherheit ein Thema, das viele, viele Leute vor größerem Schaden bewahren, zumindest diesen schmälern kann und vielen den Weg eröffnet, in neuer Weise sein Leben zu gestalten.

Briefe von Patienten

Mit Fersensporn zur Europameisterschaft im Ultramehrkampf

Es war schon immer mein Wunsch, ein guter Leichtathlet zu werden. Dazu hatte ich in jungen Jahren mit dem Zehnkampf-Weltrekordler Guido Kratschmer und Thomas Wessinghage, einem der besten Mittelstreckler Europas, trainiert, mit Berno Wischmann, einem der weltbesten Trainer, und trotzdem sind daraus nur einige Landesmeisterschaften geworden.

Entzündungen der Achillessehne, der Schulter und des Ellenbogens, Arthrose im Knie und im großen Zeh usw. stoppten jedes Mal meine Leidenschaft, wenn ich drohte wirklich gut zu werden.

Jenseits der Dreißig wollte ich dann ein guter Seniorenleichathlet werden. Dazu trainierte ich eifrig mit meinen Schülern, deren Sportlehrer ich inzwischen war, und trotzdem sind daraus nur zwei Bronzemedaillen bei deutschen Seniorenmeisterschaften geworden.

Entzündungen der Achillessehne, der Schulter und des Ellenbogens, Arthrose im Knie und im großen Zeh, dazu Herzattacken und Krämpfe stoppten jedes Mal meine Leidenschaft, wenn ich drohte wirklich gut zu werden.

Im Jahre 1994 gab ich dieses Vorhaben frustriert auf und baute statt dessen ein Haus. Die Illusion, damit meinen Wunsch ersetzen zu können, ein guter Seniorenleichtathlet zu werden, hielt nur 6 Jahre. Dann begann ich wieder zu trainieren.

Nach wenigen Wochen stoppten Entzündungen der Achillessehne, der Schulter und des Ellenbogens, Arthrose im Knie und im großen Zeh, dazu Herzattacken und Krämpfe sowie ein Fersensporn meine Leidenschaft, wirklich gut zu werden.

Im Frühling 2001 waren die Schmerzen so schlimm, dass ich kaum noch gehen konnte. Bei einem anerkannten Orthopäden holte ich mir eine ganze Serie Cortison-Spritzen ab und besuchte zusätzliche eine Heilpraktikerin, die im „Who is Who - Europa" hervorragende Kritiken für ihre Fähigkeiten bekommt, kranke Menschen gesund zu machen.
Mir konnte sie jedenfalls nicht helfen, und trotz vieler Spritzen misslang mein Versuch, einen Titel bei Landesmeisterschaften zu gewinnen, bevor der Startschuss gefallen war.
Meine Schmerzen waren so stark, dass ich mich nach dem Aufwärmen dazu entschloss, wieder nach Hause zu fahren.

Nun besuchte ich „die Top 1-Kapazität" der Orthopäden im süddeutschen Raum, der nach eingehender Untersuchung einen Satz formulierte, der sich für alle Zeiten in mein Hirn gemeißelt hat: „Wenn alle das könnten, was Sie (mit fast 50 Jahren) wollen, würden wir alle in der Fußballbundesliga spielen!"

Das war der Anfang des Weges, einer der besten Seniorenmehrkämpfer dieser Erde zu werden!
Am 16.09.2001 lernte ich Herrn Dr. Barth, sein Basenpulver und die ganzheitliche Lymphtherapie kennen.
Nach Gespräch und Untersuchung begann er, meinen Bauch, meine Leiste und mein Bein auf eine Weise zu massieren, die ich vorher noch nie kennen gelernt hatte, obwohl ich zwei Semester beim Studium der klassischen Massage an der Universität Mainz gut aufgepasst hatte. Der Gipfel waren zwei Minuten

furchtbare Schmerzen in meinem Fuß, die meine üblichen Beschwerden noch übertrafen.

Dann formulierte er einen Satz, der sich für alle Zeiten in mein Gehirn gemeißelt hat: „Stehen Sie auf und hüpfen Sie auf einem Bein, Ihr „Fersensporn“ dürfte weg sein!“ – und zum ersten Mal seit Monaten hüpfte ich!

Ich glaubte an ein Wunder und fühlte mich in die Zeit der Bibel versetzt: „Stehen Sie auf und hüpfen Sie auf einem Bein, Ihr Fersensporn dürfte weg sein!“ – so einfach war das also!
„Nun fahren Sie nach Hause und trainieren Sie so, als habe es ihren Fersensporn nie gegeben!“ – Es fiel mir wirklich schwer, diesen Mann ernst zu nehmen!
Der darauf folgende Tempolauf gab ihm aber ebenso recht, wie die nun folgende Erfolgsserie:

24.02.2002	Deutsche Hallenmeisterschaften der Senioren Platz 4 über 60 m Hürden
29.05.2002	Württembergische Seniorenmeisterschaften Platz 1 über 100 m Hürden, 400 m Hürden, im Stabhochsprung und im Weitsprung
26.06.2002	Deutsche Meisterschaften der Senioren Platz 4 über 400 m Hürden
17.08.2002	Europameisterschaften der Senioren Platz 5 über 400 m Hürden
06.03.2003	Halleneuropameisterschaften der Senioren Platz 4 im Fünfkampf
03.07.2003	Weltmeisterschaften der Senioren Platz 5 im Zehnkampf
Bilanz 2004	In 12 Leichtatlethikdisziplinen unter den 50 Besten in Deutschland

05.06.2005	Europameisterschaften im Ultramehrkampf (= 20-Kampf) Platz 1 mit deutschem Rekord
30.07.2006	Europameisterschaften im Ultramehrkampf Platz 1

Nun bin ich zweimaliger Europameister, halte den deutschen Rekord in meiner Altersklasse, bereite mich auf die Weltmeisterschaften 2007 vor und frage mich, was aus mir geworden wäre, wenn ich Dr. Barth und seine ganzheitliche Lymphtherapie nicht kennen gelernt hätte.
Wahrscheinlich würde ich noch immer davon träumen, ein guter Leichtathlet zu werden. Und wenn ich mal wieder drohte, wirklich gut zu werden, wäre da bestimmt ein Fersensporn, eine Arthrose, eine Achillessehnenentzündung oder gar etwas ganz Neues, was mich weiter träumen ließe!
Nun ist mein Traum ausgeträumt – dank Dr. Barth!
Ob ich traurig bin?
Nein! Denn endlich weiß ich, was ich wirklich kann und wie schön es ist, gesund und ohne Schmerzen bei jugendlicher Vitalität zu sein!

Eine Medaille bei den Weltmeisterschaften im Ultramehrkampf? Nicht mehr wirklich wichtig – aber ich werde in guter Form sein.

Reinhard R. (55 Jahre), im Juli 2007

Mit Fersensporn zur Weltmeisterschaft im Ultramehrkampf - 2. Brief 2008

Seit dem 26. August 2007 weiß ich, wie man trotz Fersensporn Weltmeister im Ultramehrkampf wird und trotz fortschreitender Jahre weder an Gesundheit noch Leistungsfähigkeit schmerzhafte Verluste erleiden muss:

1. Regelmäßig Basenpulver nehmen, verbunden mit gesunder Ernährung und guter Lebensweise.
2. Gut aufpassen bei der LGB und sich bei Bedarf selbst helfen.
3. Regelmäßig zur Behandlung nach Britzingen kommen.

Natürlich ist dies eine Kurzfassung und ohne Training – am besten täglich – geht es nicht. Selbstdisziplin und ein motivierendes privates und berufliches Umfeld gehören ebenso dazu. Dafür danke ich meiner Ehefrau und meinen Schülern.

Mein besonderer Dank an dieser Stelle gilt aber Herrn Dr. Barth, der mich seit dem Jahre 2000 mit seiner LGB medizinisch begleitet.

Ohne ihn gäbe es zwar auch einen Weltmeister im Ultramehrkampf, aber der käme aus Finnland und trüge nicht meinen Namen.

Reinhard R. (56 Jahre), im Februar 2008

Lymphtherapie bei Diabetes mellitus Typ I und massiver sportlicher Leistungssteigerung (Schwimmstrecke schlagartig von 1500 m auf 3000 m gesteigert)

In einem eher zufälligen Gespräch machten Sie mich auf die Bedeutung des Säure-Basen-Haushaltes und des Verzichts auf Milchprotein aufmerksam, und obwohl derartige Themen in meinem Medizinstudium und auch in der gesamten Facharztausbildung danach keine Rolle spielten, wurde ich neugierig und habe meine Ernährung umgestellt, übrigens auch mein Trinkverhalten. Seitdem hat sich nicht nur mein Wohlbefinden ganz erheblich verbessert, auch die sportliche Leistungsfähigkeit hat zugenommen. Am interessantesten war jedoch der Einfluss auf meinen Diabetes. Innerhalb kurzer Zeit sank der Tagesinsulinbedarf in einem bis dato nicht bekannten Maße ab. Die Insulinmenge musste um 10-40 % (je nach Verzehr von Basenpulver und sportlicher Aktivität) gesenkt werden. Insgesamt ist mir damit ein Durchbruch für Gesundheit und Wohlbefinden gelungen.
Vielen Dank an dieser Stelle an Sie dafür.

Dr. Dr. Oliver B. (35 Jahre), im Februar 2008

LGB bei M. Parkinson (seit 9 Jahren) **und Bandscheibenvorfall der LWS** (vor ca. 2. Jahren) **mit nachfolgender Operation**

„Sie haben Morbus Parkinson!" Diese Diagnose stellte mir vor 9 Jahren Prof. Lücking, Neurologe an der Universitätsklinik Freiburg. Klar und eindeutig war sein Befund, und er fügte hinzu: „Sie können trotzdem 100 Jahre alt werden und Sie haben prominente Leidensgenossen wie Papst Johannes Paul II. oder der ehemalige Stuttgarter OB Manfred Rommel." Für meine Frau und mich eine ernüchternde Aussage. Ein damals neues Medikament, Requip, niedrig dosiert, wurde mir verordnet. Ohne Bewegungseinschränkungen, mit nur schwachem Tremor und Rigor und ohne Blockaden erwartete ich gelassen den weiteren Verlauf dieser Krankheit. Im Jahr 2002 riet mir mein Neurologe erstmals zu einem Klinikaufenthalt in Wolfach. Ob diese 3 Wochen sehr hilfreich waren, bezweifle ich heute. Die Behandlung bestand aus Bewegungstherapie, Gymnastik und 10 PK-Merz-Infusionen, statt Requip wurde ein anderes Medikament ausprobiert. Mit einem zweiten Klinikaufenthalt in Wolfach 2004 hoffte ich, den sich verschlechternden Zustand stabilisieren zu können. Mit unveränderter Medikation und ohne erkennbaren Fortschritt ließ man mich 14 Tage später schon wieder heim. Die Behinderungen wurden größer. Der gesamte Bewegungsablauf verlangsamte sich extrem und die Feinmotorik an Händen und Armen machte große Probleme. Um alle Möglichkeiten auszuschöpfen, ließ ich mir Ende Januar 2006 als Permanent-Akupunktur je 40 Titanspritzen in beide Ohrläppchen implantieren, bis heute ohne messbaren Erfolg.

Drei Monate später bekam ich beim Sitzen die ersten Rückenschmerzen. Mit Krankengymnastik und durch das Tragen eines

Rückengestells und Bauchgurts ließen sich die Schmerzen nicht lindern. Irgendwann schmerzte dann meine Hüfte in Flachlage so stark, dass ich nachts nur noch im Sessel schlafen konnte. Die Schmerzeskalation erreichte dann 4 Wochen später mit einem gewaltigen Bandscheibenvorfall im Lendenwirbelbereich mit Ausfallerscheinungen an beiden Füßen ihren Höhepunkt.
Nach 4 Cortison-Spritzen in wöchentlichem Abstand, injiziert unter dem CT in unserer Kreisklinik, war der Weisheit des behandelnden Arztes letzter Schluss, man könnte ja noch über Schmerztherapie nachdenken – ein Armutszeugnis. In dieser trostlosen Lage kam plötzlich Hilfe in Gestalt eines Geschäftsleitungsmitglieds einer medizintechnischen Weltfirma. Aufgrund seiner Vermittlung wurde ich innerhalb von 3 Tagen in Zürich an der Wirbelsäule operiert. Danach war ich 10 Wochen außer Gefecht gesetzt. In der Nachsorge in Bad Dürrheim musste ich das Gehen ohne Hilfsmittel buchstäblich neu lernen. „Sie haben sich die denkbar blödeste Kombination ausgesucht, Parkinson und Lendenwirbeloperation," sagte meine Physiotherapeutin. Als Fast-Pflegefall konnte ich dann Ende August wieder heim und war in der Lage, wenigstens ein paar 100 Meter gehen zu können. Mein Leben hatte sich dahingehend verändert, dass ich in bestimmten Bereichen Hilfe brauche. Lauf- und Krafttraining waren jetzt dringend notwendig für Muskelaufbau und Beweglichkeit. Zwei Therapiewochen im FZ Münsingen unterstützten die Genesungsfortschritte.

Im April 2007 kamen wir über eine Bekannte zu Herrn Dr. Barth. Im ersten Telefongespräch zur Terminabsprache empfahl er, täglich 3- bis 4-mal Basenpulver zu nehmen. Noch im April fuhren wir zu einer Lern- und Behandlungswoche nach Britzingen. In dieser Woche gab es erstmals basische Kost, und wir bekamen wechselweise Acidosemassagen von Frau Holzer und/oder LGB von Herrn Dr. Barth. Meine Frau lernte bei Frau Holzer das Zubereiten basischer Speisen. In der darauffolgenden Woche daheim begannen wir sofort, uns gluten- und milcheiweißfrei zu ernähren. Ich erlebte dann einen nicht vorstellbaren Höhenflug, war beweglich wie lange nicht mehr und konnte wieder problemlos aus der Sitzposition aufstehen. Nach eineinhalbjähriger Abstinenz versuchte ich sogar wieder Auto zu fahren. Die Erfolge von Herrn Dr. Barths Behandlung grenzten an ein Wunder. Mein Bewegungsablauf verbesserte sich und die Spaziergänge wurden leichter und länger. Mittlerweile halte ich einen Spaziergang von ca. 1,5 Stunden durch.

Nach mehreren Behandlungen kann ich heute sagen, dass sich mein Gesundheitszustand wesentlich verbessert hat und ich seit 2 Jahren mit der gleichen Medikation auskomme. Auch wenn die Lgb gewöhnungsbedürftig und bisweilen schmerzhaft ist, hat sie mir doch bisher die größten Erfolge gebracht. Unser Masseur hat uns bestätigt, dass er bisher noch keinen Parkinson-Patienten getroffen habe, bei dem so offensichtliche Verbesserungen eingetreten sind.

Herbert B. (60 Jahre), im Februar 2008

Rettungsanker LGB nach extremem Gewichts- und Kräfteverlust

Seit 2 Jahren plagten mich Durchfälle, ausgelöst von zunehmender Nahrungsmittelunverträglichkeit. Es blieben zum Schluss gerade mal 10 Lebensmittel übrig, die ich vertrug. Ich war völlig mangelernährt, ständig müde, litt an Schlaflosigkeit und eingeschränkter Leistungsfähigkeit. Als mein Gewicht bei 43 kg angelangt war, drohte mir wochenlanges „am Tropf Hängen" im Krankenhaus.

Ich suchte verzweifelt einen Ausweg aus dieser Misere. Und ich fand ihn – zu meinem Glück – in Herrn Dr. Barth und seiner lymphologischen Ganzheitstherapie!

Gleich nach der ersten Behandlung von Herrn Dr. Barth im Juni 2007 bekam ich im POTAMOS Acidosecentrum ein Abendessen serviert: zu meinem Entsetzen alles Dinge, die ich seit langem nicht mehr essen konnte. Meinem Einwand, dieses Essen würde schreckliche Folgen für mich haben, schenkte man wenig Beachtung, sondern versicherte mir, ich würde jetzt – nach der Behandlung – bestimmt alles vertragen. Ich fügte mich meinem Schicksal und aß ganz vorsichtig. Geschmeckt hat es mir nach der langen Abstinenz natürlich ganz wunderbar, ich war jedoch voll überzeugt, diesen Genuss bitter büßen zu müssen. Ich verbrachte eine schlaflose Nacht, ständig in Erwartung der üblichen Symptome. Sie blieben aus! Ich konnte es nicht glauben, es musste ein Wunder geschehen sein.

Am nächsten Morgen erschien ich freudestrahlend zum Frühstück, über das ich mich ja ohne Vorbehalte hermachen konnte. Es folgten an den darauf folgenden Tagen weitere Mahlzeiten aus Frau Holzers gesunder und köstlicher Küche und ich vertrug tatsächlich ohne Ausnahme ALLES. Nun war ich natürlich auch gerne bereit, weitere der nicht ganz so angenehmen lymphologischen Behandlungen von Herrn Dr. Barth über mich ergehen zu lassen.

Bereits mein erster Aufenthalt in Britzingen war also ein durchschlagender Erfolg, der mir endlich wieder Mut machte. Inzwischen hat sich mein Speisezettel beträchtlich erweitert, Frau Holzers wunderbare Rezepte werden eifrig nachgekocht, was schließlich meine Gewichtskurve so langsam wieder ansteigen lässt. Mein Allgemeinzustand hat sich sehr gebessert und meine Beschwerden nehmen ständig weiter ab.

Ich befinde mich jetzt auf einem guten Weg zur Gesundung, was ich ausschließlich Herrn Dr. Barth und Frau Holzer und ihren einzigartigen Therapien verdanke.
Herzlichen Dank!

Ingrid P. (61 Jahre), im Februar 2008

Prostatakarzinom (seit 2000, bioptisch gesichert)

Vorgeschichte:

Es war im Jahre 2000: Am 04.06. wurden vom Notarzt eine Zystitis (Harnblasenentzündung) festgestellt und Antibiotika verabreicht. Am 15.06. und dann nochmals am 06.07. folgten Rückfälle, die am Schluss mit Breitbandantibiotika behandelt wurden.

Auf Empfehlung des Urologen wurden auch die PSA-Werte gemessen. Diese waren aufgrund der Erkrankung etwas erhöht. Deshalb fand am 03.01.01 eine Kontrolluntersuchung statt. Da der PSA-Wert immer noch etwas erhöht war, wurde mir eine Biopsie empfohlen. Einen Termin dafür hatte ich mir im Krankenhaus geben lassen. Diese Untersuchung sagte ich – nach Rücksprache mit meinem Hausarzt – ab (bei meinem heutigen Wissen die einzig richtige Entscheidung!). Wir sind damals so verblieben, den PSA-Wert regelmäßig zu kontrollieren und erst bei einer Erhöhung zu reagieren.

Feststellung des Karzinoms:

Im Herbst 2002 verschlechterte sich dann der PSA-Wert. Am 14.10. zeigte die urologische Untersuchung im Ultraschall auf der rechten Prostataseite einen deutlichen Schatten. Daraufhin wurden die üblichen Untersuchungen durchgeführt: Biopsie, Blasenspiegelung, CT.
Diagnose am 02.11.02: Prostatakarzinom rechts, jedoch ohne Metastasierung. Empfehlung des Urologen: Radikale Prostatektomie.
Ich entzog mich dem Druck des Urologen, indem ich mir Bedenkzeit ausbat, um mich über Alternativen der Krebsbehand-

lung intensiv informieren zu können, was der Urologe jedoch nicht besonders positiv aufnahm.
Auch hier unterstützte mich mein Hausarzt insoweit, dass ich mich nicht unter Zeitdruck setzen lassen sollte.

Alternativbehandlung:

Nun hatte ich Glück, bei meiner Suche nach Alternativen Herrn Dr. Barth kennen zu lernen. Bei unserem ersten Gespräch am 05.11.02 schilderte ich meinen bisherigen Werdegang und mein Bemühen, von der Operation wegzukommen. Hier hörte ich nun zum ersten Mal Details über das Lymphsystem, dessen Funktionen und die Auswirkung eines „geschädigten“ Lymphsystems auch auf eine Krebsbildung. Es hörte sich vielversprechend an, doch eine Garantie der Heilung gab es nicht. Ich fasste Vertrauen und nahm meinen ganzen Mut zusammen, mich in die Behandlung von Herrn Dr. Barth zu begeben. Es war nicht immer ganz einfach, am Anfang sogar sehr schmerzhaft und anstrengend.

Eine Grundlage dieser Behandlung war – wenn es erfolgreich werden sollte – eine vollkommen milcheiweißfreie Kost, die ich streng einhielt und auch heute noch einhalte. Im ersten Vierteljahr der Behandlung habe ich auch anderes tierisches Eiweiß komplett gemieden. Heute esse ich sehr reduziert nur ausgesuchtes Fleisch. Wurst ist in meinem Essensplan so gut wie nicht mehr zu finden.
Eine weitere Grundlage ist die Einnahme von Basenpulver gemäß Vorgabe von Herrn Dr. Barth.

Verlauf der Krankheit:

Meine nächste urologische Untersuchung im März 2003 ergab im Ultraschallbild keine Verbesserung, aber auch keine Ver-

schlechterung. Dies bedeutete, ich hatte mit der Behandlung von Herrn Dr. Barth den Weg gefunden, der mir eine Operation ersparte.
Die jährlich folgenden urologischen Untersuchungen ergaben dann keine weiteren Beanstandungen. Allerdings ergab die Untersuchung am 14.12.07 eine gewisse Trübung des Ultraschallbildes, jedoch lt. Urologe keinen Handlungsbedarf. Die PSA-Werte werden regelmäßig überprüft.

Erwähnen möchte ich noch Folgendes:
In den verflossenen 5 Jahren musste ich zweimal in die Urologische Klinik, um meine Nierensteine behandeln zu lassen. Der Aufenthalt dauerte jeweils 1 Woche. Meine große negative Erfahrung dabei war, dass man mich ständig – neben der Nierensteinbehandlung – unter Druck setzte, doch endlich die Prostatektomie durchführen zu lassen. Es bedurfte meiner ganzen inneren Kraft, mich dagegen zu wehren und mich nicht überreden zu lassen.

Mein Fazit:

Aufgrund der Behandlung und Betreuung von Herrn Dr. Barth habe ich 5 Jahre Lebensqualität erhalten, wenn nicht sogar verbessern können. Heute bin ich 69 Jahre alt und sehe der Zukunft weiterhin sehr positiv entgegen.
Deshalb gilt mein Dank Herrn Dr. Barth für seine Hilfe. Möge sein Wirken noch vielen Menschen Hilfe und damit Hoffnung bringen.

Kurt B. (69 Jahre), im Februar 2008

Medizinisches Glossar

Abdomen	Bauchraum
Acidose	Übersäuerung
ACIDOSE-LYMPHMASSAGE	Spezifische Entsäuerungsmassage zur Aktivierung der Lymphe nach Rosemarie Holzer
Akinese	Bewegungsarmut bis Bewegungslosigkeit
Alkalisierung	Erhöhung des pH-Wertes, sodass das Milieu alkalischer = basischer wird
Alzheimer, M. Alzheimer	„Hirnabbau“: Degenerative Erkrankung der Gehirnnerven mit allmählichem Persönlichkeitsverlust
Antibiotika	Medikamente zur Behandlung bakterieller Infektionen
Antibiotikaresistenz	Eigenschaften von Bakterien oder Pilzen, die Wirkung von Antibiotika abzuschwächen oder ganz aufzuheben
Arteriosklerose	Arterienverkalkung, Verhärtung der Gefäßwände
Arthrose	Chronische, schmerzhafte, funktionsbehindernde Gelenkveränderung/ Gelenkabbau
Aszites	Bauchwassersucht
Atopie, Atopisches Ekzem	Überempfindlichkeit der Haut, juckende Hautveränderung

Basenpulver	Nahrungsergänzungsmittel aus alkalischen Salzen zur Abpufferung von Säuren durch Neutralisierung
Diabetes mellitus Typ 2	Früher als „Alterszucker" bezeichnete Stoffwechselerkrankung mit überhöhten Blutzuckerwerten
Epigastrium	Bauchregion zwischen Rippenbogen und Bauchnabel, Oberbauch, „über dem Magen"
Epithelien, epithelial	„Deckgewebe", das die äußeren und inneren Körperoberflächen bedeckt
Erythrozyten	Rote Blutkörperchen
Hahnemann, Samuel	Arzt, 1755-1843, Begründer der Homöopathie
Hepatitis	Entzündung der Leber
Hippokrates	Arzt, 460-370 v. Chr., Begründer der Medizin als Wissenschaft
Hypercholesterinämie	Zu hoher Cholesterinspiegel im Blut
Hypertonie, arterielle	Chronisch erhöhter Blutdruck
Infarzierung	Hochgradige Blutstauung in einem Gewebe oder Organ infolge Blockierung des venösen Abflusses
Intermittierend	Zeitweilig aussetzend
Invasiv	In den Körper eindringend
Kardiologe	Facharzt für Herz-Kreislauf-Erkrankungen
Konzeption	Empfängnis

Krebs	Bösartige Tumorerkrankung
LGB®	Abkürzung für **L**ymphologische **G**anzheitstherapie nach Dr. **B**arth®
Liquor	Gehirn- und Rückenmarksflüssigkeit
Lymphe	Flüssigkeit im Extrazellularraum
Lymphologie	Medizinische Fachrichtung, die sich mit der Lymphe als Krankheitsverursacher befasst
Mayr, Franz Xaver	Arzt, 1875-1965, Begründer der F.X.-Mayr-Kur zur Sanierung des Darms
Mediastinum	Anteil der Brusthöhle zwischen Zwerchfell und Hals, hinter dem Brustbein, zwischen beiden Lungen
Metabolisches Syndrom	Gesamtheit der Risikofaktoren für Arteriosklerose, Hirnschlag und koronare Herzkrankheiten, Adipositas/Übergewicht, Diabetes mellitus, Fettstoffwechselstörung, Bluthochdruck
Mitochondrien	Organellen, „Kraftwerke“ der Zelle
Multiinfarktsyndrom	= Multiinfarktdemenz: Durchblutungsstörungen im Gehirn, „Hirnabbau“

Multiple Sklerose	Chronisch-degenerative verhärtende Entmarkungserkrankung des Zentralnervensystems, meist des Rückenmarks
Nekrose	Absterben von Geweben oder Organen
Neurodermitis	Hauterkrankung mit roten, schuppenden, manchmal auch nässenden Ekzemen, meist mit starkem Juckreiz
Paracelsus	Theophrastus von Hohenheim, Arzt, Theologe und Philosoph, 1493-1541, Begründer der Naturheilkunde
Parkinson, M. Parkinson	„Schüttellähmung": Häufigste degenerative neurologische Erkrankung des fortgeschrittenen Lebensalters mit Rigor, Tremor, Akinese
Pleuraerguss	Flüssigkeitsansammlung im Brustkorb/Rippenfell
Pneuma	Griech. ‚Geist, Hauch, Luft, Atem', die Seele
Pneumologe	Lungenfacharzt
Polyneuropathie	Erkrankung des peripheren Nervensystems mit erheblichen Sensibilitätsstörungen
POTAMOS®	Griech. ‚der Fluss'; Ausbildungs- und Therapiezentrum in Britzingen unter Leitung von Rosemarie Holzer und Dr. A.H. Barth

Pränatal	Vorgeburtlich
Psychosomatisch	Wechselbeziehung zwischen seelischen und körperlichen Vorgängen
Regression	In der Psychologie der Rückschritt in der Entwicklung
Relaxation	Entspannung nach einer Anspannung
Restitution, restituieren	Wiedererlangen der gesunden Ausgangsverfassung
Rigor	Muskelstarre
Roemheld-Syndrom	Kombination von Symptomen des Oberbauchs und Herzens, die bisher meist mit Gasansammlungen in Magen und Darm erklärt wurden. Drücken die Gase das Zwerchfell nach oben, wird indirekt Druck auf das Herz ausgeübt.
Schweitzer, Albert	Arzt, 1875-1985, Gründer des Krankenhauses Lambarene (Gabun)
SÄURE-FASTEN®	Ist eine integrierte Methode zur Entschlackung und Vorbeugung von Systemerkrankungen nach Rosemarie Holzer
Solarplexus	= Sonnengeflecht: Autonomes Geflecht von Nervenfasern im Oberbauch
Somatisch	Körperlich, sich auf den Körper beziehend

Spasmus	(Muskel-)Krampf
Toxine, toxisch	Gifte, Schadstoffe; giftig
Traditionelle Chinesische Medizin (TCM)	Alte chinesische Heilkunst mit folgenden therapeutischen Verfahren: Akupunktur, Tuina-Massage, Diätetik, spezifische Phytotherapie, Bewegungsübungen (Qi Gong, Taiji Quan)
Tremor	„Zittern“: Unwillkürliche, rhythmische Kontraktionen antagonistischer Muskelgruppen („Gegenspieler“)
Varizen	Krampfadern
Viskosität, viskös	Zähflüssigkeit; zähflüssig

Dr. med. A.H. Barth,

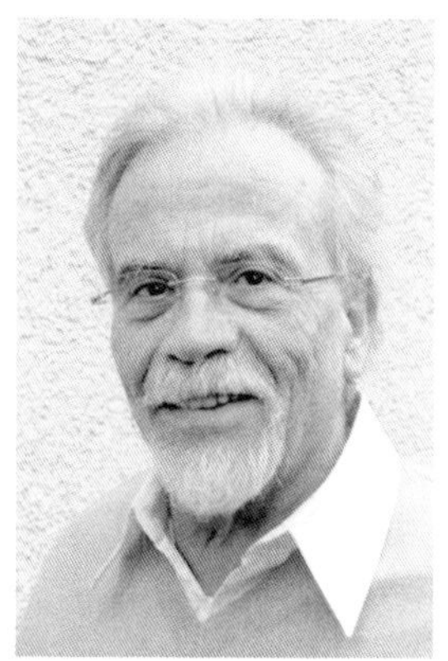

Jahrgang 1943, hat nach dem Abitur an einem humanistischen Gymnasium und dem medizinischen Staatsexamen 1968 mit Leidenschaft und Hingabe seinen Beruf als Arzt ausgeübt. Die Stationen seiner Laufbahn zeigen ein breites Interessen- und Erfahrungsspektrum: Praktische Ausbildung in Innerer Medizin, Chirurgie, Gynäkologie und Geburtshilfe. 3 Jahre Senegal/Afrika in der Entwicklungshilfe, anschließend tropenmedizinische Tätigkeit in Heidelberg. 25 Jahre praktischer Arzt mit Anwendung von Naturheilverfahren, Homöopathie und verschiedenen alternativen Methoden. Leitender Arzt der homöopathischen Kurklinik Bad Imnau. Begründer der Akademie Homöopathischer Ärzte Bad Imnau, Mitarbeit im LV Baden-Württemberg der homöopathischen Ärzte. Entwicklung der Lymphologische Ganzheitstherapie (LGB®) seit 1998.

Seit 2004 führt Dr. Barth eine Privatpraxis in Britzingen.

Die POTAMOS® Ausbildung

Ausbildungsziele mit Markenqualität:

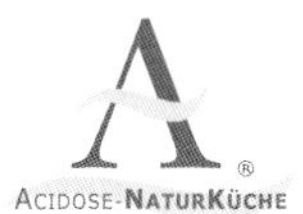

ACIDOSE-NATURKÜCHE Praktiker
Prävention, Heilberufe, Wellness, Gastronomie

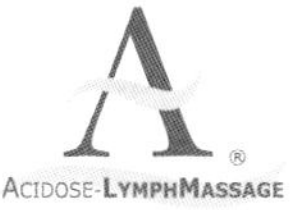

ACIDOSE-LYMPHMASSAGE Praktiker
Prävention, Heilberufe, Wellness

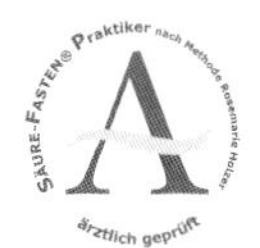

SÄURE-FASTEN Praktiker
Prävention, Heilberufe, Wellness
Grundausbildung für
Heilpraktiker und Ärzte zur LGB

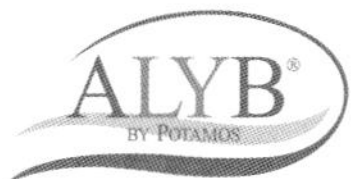

ALYB-Lehrer
Autorisierte Lehrer von Potamos, die das Gesamtconcept Aktives In-Fluss-Bringen von Lymphblockaden theoretisch und praktisch lehren.

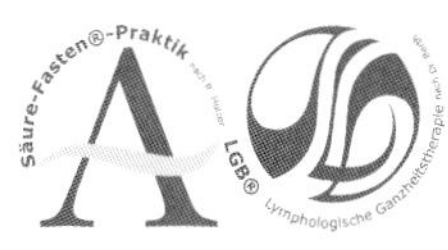

LGB-Therapeut der Lymphologischen Ganzheitstherapie nach Dr. Barth
für Heilpraktiker und Ärzte

Die Ausbildungen werden von qualifizierten POTAMOS Lehrern durchgeführt und schließen mit einer ärztlich zertifizierten Prüfung ab.

Detaillierte Informationen über Ausbildungsinhalte und -termine sowie die Kontaktadressen der POTAMOS Absolventen finden Sie unter **www.potamos.de**.

Aus dem POTAMOS® VERLAG

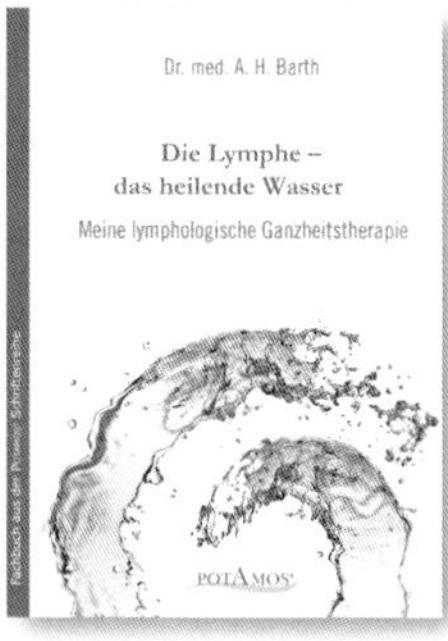

Dr. med. A.H. Barth
Die Lymphe – der Schlüssel zur Gesundheit
Meine lymphologische Ganzheitstherapie
E-Book: ISBN 978-3-9811851-3-3
Buch: ISBN 978-3-9811851-9-5

Die Lymphologische Ganzheitstherapie basiert auf dem „In-Fluss-Bringen“ der Lymphe und der Lösung tiefer acidotischer Lymphblockaden. Alle Organe und Gewebe werden hierdurch besser durchflutet. Informationen jeder Form - grobstofflich, feinstofflich und energetisch - erreichen einen höheren Wirkungsgrad. Therapien wirken schneller, intensiver und nebenwirkungsärmer.

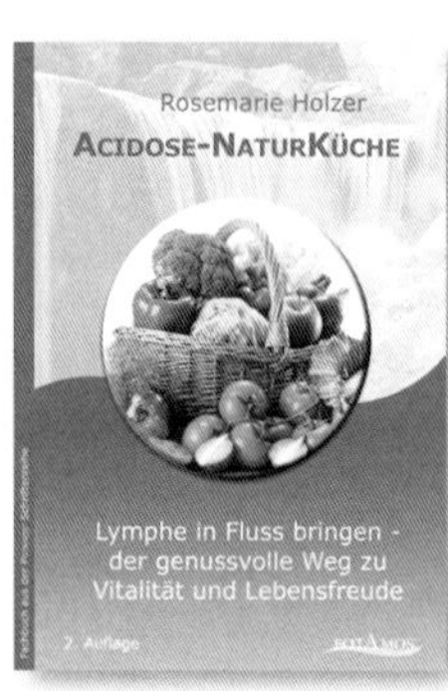

Rosemarie Holzer
ACIDOSE-NATURKÜCHE
Buch: ISBN 978-3-9811851-1-9

Das Buch ist weit mehr als eine Rezeptsammlung. Es bietet Lösungen zu allen Fragen der gesunden und schmackhaften Ernährung und zum Thema Entsäuerung.
Viele farbige Bilder und ausführliche Schritt-für-Schritt-Anleitungen unterstützen Sie bei der Umsetzung der über 200 tiermilch- und zumeist auch glutenfreien Rezepte.
Ein wertvolles Buch, das hilft aus dem Wirrwarr der unzähligen Ernährungslehren seine individuelle Kost, die zu mehr Wohlbefinden und Vitalität führt, zu finden.

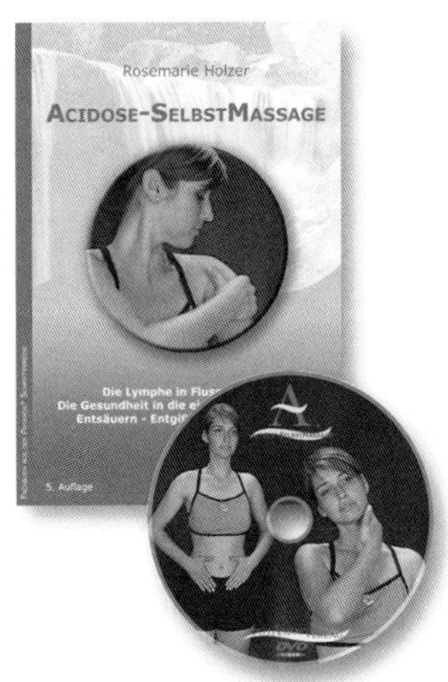

Rosemarie Holzer

ACIDOSE-SELBSTMASSAGE

Buch: ISBN 978-3-9811851-7-1
DVD: ISBN 978-3-9811851-5-7

Dieser Ratgeber enthält ein vollständiges Programm an tausendfach in Kursen erprobten und bewährten Übungen – alles anschaulich mit Abbildungen präsentiert und für die sofortige Umsetzung in die Lebenspraxis bestens geeignet. Fachbeiträge von Dr. med. A.H. Barth erläutern die Notwendigkeit eines intakten Lymphsystems für die persönliche Gesundheit.

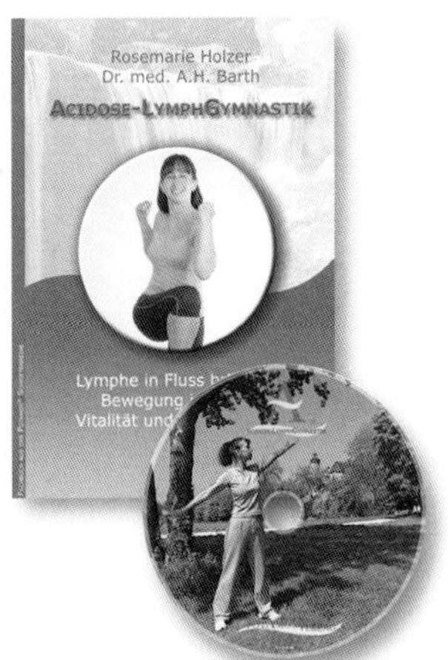

Rosemarie Holzer

ACIDOSE-LYMPHGYMNASTIK

Buch: ISBN 978-3-9811851-6-4
DVD: ISBN 978-3-9811851-4-0

Rosemarie Holzer beschreibt in diesem Ratgeber ein vollständiges Gymnastikprogramm, alles anschaulich präsentiert und zur sofortigen Umsetzung in die Lebenspraxis bestens geeignet. Die ACIDOSE-LYMPHGYMNASTIK leistet Hilfe zur Selbsthilfe:
Durch Wahrnehmen und Erleben erlernen wir wieder, Verantwortung für uns selbst zu übernehmen.

POTAMOS Fachpublikationen

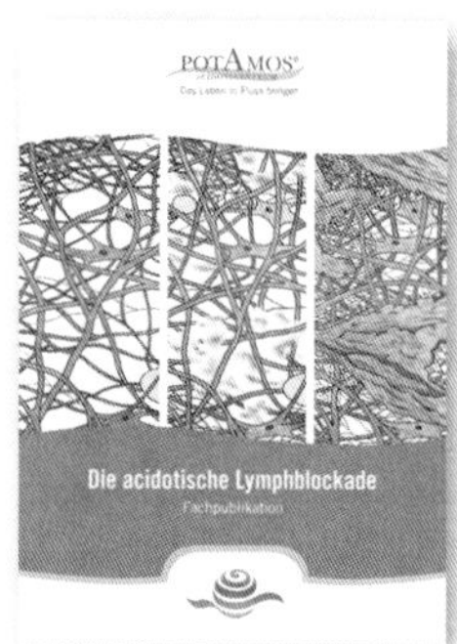

Fundiert erläuterte Spezialthemen aus den Bereichen Säure-Basen-Haushalt, Lymphe, milcheiweiß-, laktose- und glutenfreie Ernährung sowie spezielle Bewegungsformen für den Lymphfluss.
Mit vielen Fotos und detaillierten Illustrationen. Die Fachpublikationen basieren auf unserer jahrzehntelangen theoretischen und praktischen Erfahrung in der Acidosetherapie.

Inhaltsangaben der verfügbaren Publikationen und Bestellung unter **www.potamos.de.**

Bitba Basenprodukte

Nahrungsergänzungsmittel mit wertvollen Mineralstoffen für einen ausgeglichenen Säure-Basen-Haushalt und zum Abbau von acidotischen Lymphblockaden. Das Verhältnis von Säuren und Basen ist für die Funktion aller Stoffwechselvorgänge im Organismus und für den Lymphfluss von großer Bedeutung. Daher ist es oft sinnvoll, die tägliche Ernährung durch eine Kombination wertvoller Mineralstoffe und Kräuter zu ergänzen.

Qualitätsmerkmale

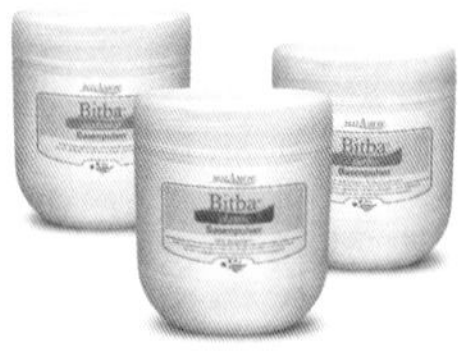

- Hergestellt in Deutschland
- Hochwertige Rohstoffe und sorgfältige Verarbeitung
- Frei von Gluten und Milchbestandteilen
- Frei von künstlichen Farb-, Aroma- und Konservierungsstoffen

Bestellung und weitere Informationen unter **www.potamos.de.**

Kontakte

Die aktuellen Kontaktadressen von

LGB-Therapeuten,
ALYB-Lehrern,
SÄURE-FASTEN Praktikern,
ACIDOSE-LYMPHMASSAGE Praktikern
und ACIDOSE-NATURKÜCHE Praktikern

finden Sie unter **www.potamos.de**.

Potamos® Leitbild

1. Im Mittelpunkt unseres Denkens und Handelns steht die Vorstellung vom Menschen, der von Grund auf heil werden will. Daher bemühen wir uns in Forschung, Diagnose und Therapie darum, Krankheit zu verstehen und zu wenden.

2. Auf dem Weg zu Diagnose und Heilung erweist sich die Lymphe als dasjenige Medium zwischen Mensch und Umwelt, in dem sich Krankheit und Gesundheit abbilden. So wie die Verfestigung der Lymphe auf systemische und lokale Störungen des Leibes hindeutet, so weist die Verflüssigung der Lymphe auf seine Gesundung hin.

3. Indem der Mensch zwischen dem Flüchtigen (Pneuma*) und dem Festen (Versteinerung) steht, erweist sich die flüssige Lymphe – dem Meerwasser ähnlich – als Medium und Bild des Lebens. Unsere Aufmerksamkeit gilt daher in besonderem Maße dem Wasser in und um uns.

4. Wir erheben keinen Alleinstellungsanspruch auf Heilung. Indem wir die Lymphe als Austragungsort erwünschter und unerwünschter leiblicher Prozesse erkennen, verstehen wir uns vielmehr als Vermittler zwischen den verschiedenen Heilwegen. Diese finden wir in einer am Ganzen des menschlichen Daseins orientierten Schulmedizin ebenso wie in der auf ganzheitliche medizinische Begleitung gerichteten „Komplementärmedizin“.

5. Analog zu diesem Verständnis von der möglichen Gleichrichtung der Heilwege streben wir die interdisziplinäre Kommunikation und Aktion mit allen in Heilberufen und verwandten Feldern tätigen Menschen an.

6. Wir sehen uns so in einer Tradition, für die Namen wie Hippokrates, Paracelsus, Hahnemann, Collier u.a. stehen, welche nicht glaubten, den Menschen auf seine Funktionen reduzieren zu können, sondern ihn vielmehr als Geschöpf und freien Geist mit freiem Willen zugleich wahrgenommen haben.

7. Wir wissen, dass wir als Teil eines politischen und ökonomischen Gesamtsystems an Grenzen stoßen und selbst begrenzt sind. Wir wollen jedoch diese Grenzen ohne Anmaßung und den Irrglauben, dass das Leben je zu beherrschen und verfügbar sein könnte, bewusst überschreiten. Für solche Grenzüberschreitungen benötigen wir gleichermaßen Mut und Demut. Diesen Tugenden entspricht die Fähigkeit zur kritischen Intervention und die Kraft der Geduld.

8. In diesem Geiste wollen wir mit allen unseren Partnern zusammenarbeiten. Dies sind niedergelassene Ärzte, Kliniken, Heilpraktiker, andere professionelle Begleiter und Anbieter von Leistungen und alle Menschen auf dem Weg ihrer Heilung.

9. An diesem Leitbild wollen wir unser strategisches und alltägliches Handeln ausrichten. Dabei wollen wir uns in dem Sinne kongruent verhalten, dass wir unsere heilberufliche Arbeit nach innen in demselben Geist leisten, den wir nach außen kommunizieren.

10. Nichts Menschliches ist fertig, alles ist im Fluss. Alle unsere Freunde und Partner, Lehrer und Schüler, Heiler und Patienten stehen in der Offenheit eines Geschehens, die wir durch Achtsamkeit und Gelassenheit erhalten wollen.

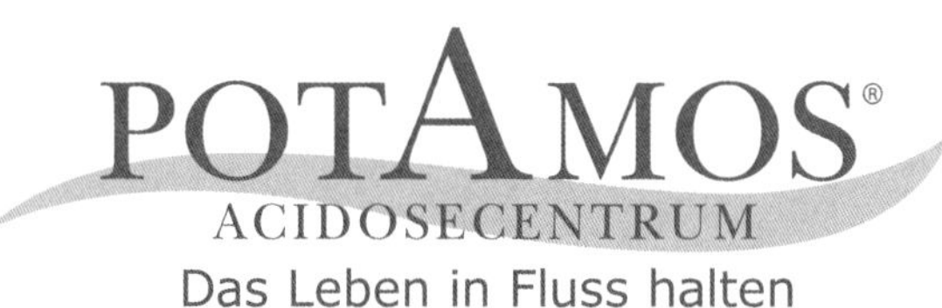

POTAMOS® Acidosecentrum Rosemarie Holzer
Bugginger Straße 19
79379 Britzingen
DEUTSCHLAND
Telefon: +49 7631 937050
Fax: +49 7631 937092
E-Mail: post@potamos.de
Web: www.potamos.de